Prof. Hademar Bankhofer

Meine besten Jungbrunnen-Rezepte

Bassermann

Impressum

ISBN 978-3-8094-3470-2

1. Auflage

© 2015 by Bassermann Verlag, einem Unternehmen
der Verlagsgruppe Random House GmbH, 81673 München

Umschlaggestaltung: Atelier Versen, Bad Aibling
Fotos: Liselotte Bankhofer sowie TV-Redaktion »Einfach Bankhofer«
Projektleitung: Herta Winkler
Redaktion: Nina Andres
Herstellung: Sonja Storz

Satz und Layout: Atelier Versen, Bad Aibling
Reproduktion: Regg Media GmbH, München
Druck und Bindung: Druckerei Theiss, St. Stefan im Lavanttal
Printed in Austria

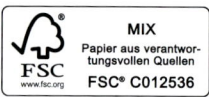

Verlagsgruppe Random House FSC®N001967

Gedruckt auf dem FSC®-zertifizierten Papier Profisilk.

Inhalt

Vorwort

Ich möchte so jung wie möglich sterben...

Diese Aussage wird Sie schockieren. Doch ist er ganz anders gemeint als Sie denken. Der ganze Satz lautet nämlich: Ich möchte so jung wie möglich sterben, aber das so spät wie möglich! Und das ist die Philosophie dieses Buches. Ganz ehrlich: Wer von uns möchte nicht lange gesund, vital und mit jugendlichem Schwung durchs Leben gehen? Wer von uns möchte nicht bis ins hohe Alter geistig und körperlich topfit bleiben? Nur dann ist es wirklich möglich, die goldenen Jahre des Lebens entspannt zu genießen.

Wer meine Bücher kennt und gelesen, wer Vorträge von mir besucht hat, der weiß, dass ich im Jahr 1941 geboren bin und seit 1975 das Thema Gesundheit in Zeitungen und Zeitschriften behandle und Bücher darüber schreibe. Und seit 1985 setze ich mich auch im Fernsehen und Radio für diesen Aspekt ein.

Jetzt kann sich jeder ausrechnen, wie alt ich bin. Und genau das ist immer wieder das Thema bei meinen TV-Auftritten, den Radiotipps und meiner Vorträge. Irgendwer aus dem Publikum stellt irgendwann die Frage nach meinem Alter. Wenn ich es verraten habe, was für mich kein Problem ist, höre ich, wie die Leute reden: »Für dieses hohe Alter schaut er gut aus. Eigentlich wirkt er jünger!«

Und dann will einer wissen: »Hat es die Natur so gut mit Ihnen gemeint? Oder müssen Sie für das Jungbleiben, für die Vitalität etwas tun?«

Natürlich muss man etwas tun, um lange jung, fit und gesund zu bleiben. Man muss verdammt viel dafür tun. Man muss für Bewegung sorgen, Knochen und Muskeln in Schwung halten, ganz bestimmte Fitness-Übungen beherrschen und sie konsequent durchführen. Man muss genau darauf achten, dass man das Richtige isst und trinkt. Man muss für Herz, Kreislauf, für Leber, Nieren, für die Verdauung ganz bestimmte Rezepte berücksichtigen. Man muss sich

Fröhlichkeit und positives Denken erhalten. Und man muss sich die Fitness im Kopf bewahren.

Und genau deshalb habe ich dieses Buch für Sie geschrieben. Damit Sie all diese Jungbrunnen-Rezepte kennenlernen und rechtzeitig in Ihr Leben einbauen können, egal wie alt Sie sind. Denn: Es ist nie zu früh, um etwas fürs Jungbleiben zu tun. Es ist aber auch nie zu spät dafür. Wenn Sie viele meiner Tipps befolgen, dann werden Sie sich um etwa zehn Jahre jünger fühlen und für Ihre Umgebung auch so wirken. Im Jahr 2014 haben deutsche Wissenschaftler in Heidelberg nachgewiesen: Wenn jemand ab dem 40. Lebensjahr nicht raucht, nur wenig Alkohol trinkt, viel Obst und Gemüse und weniger Fleisch isst, sich außerdem regelmäßig bewegt, dann können Frauen um 14, Männer um 17 Jahre länger leben.

In diesem Sinn: viel Freude und Aha-Erkenntnisse beim Lesen, viel Erfolg beim Jung- und Gesundbleiben. Das wünscht Ihnen Ihr

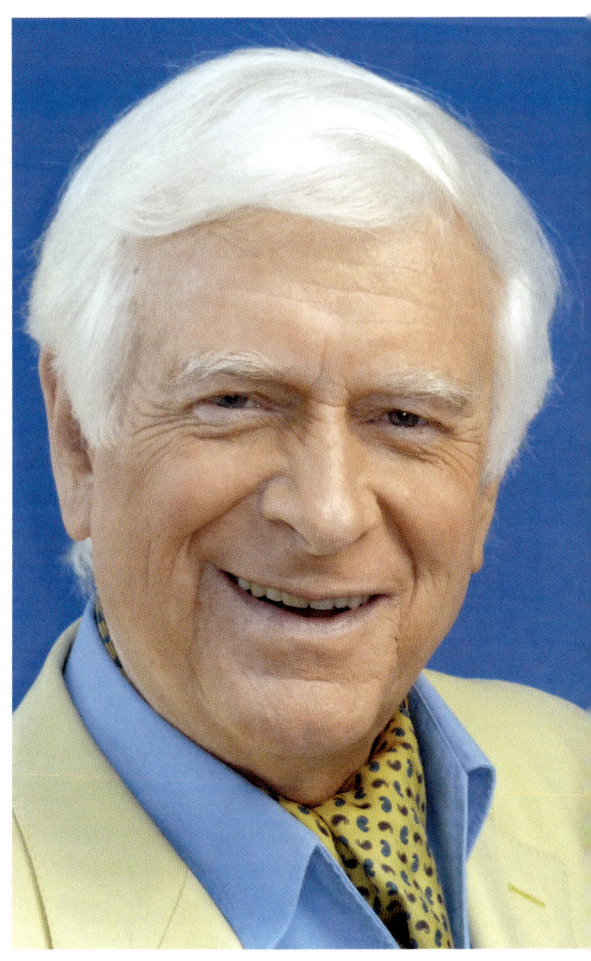

Prof. Hademar Bankhofer

So bleibt der Körper fit

Das Immunsystem: nutzen Sie seine starken Freunde

Wenn Sie gesund, fit und vital durch die kalte Jahreszeit kommen möchten, dann brauchen Sie ein starkes Immunsystem. Vor allem, wenn Sie sich vor Erkältungen schützen wollen. Ein Immunsystem, das optimal im Einsatz für Sie sein soll, dürfen Sie nicht dem Zufall überlassen. Sie müssen etwas dafür tun. Eine der wichtigen Maßnahmen lautet: Nutzen Sie die vielen Freunde, die das Immunsystem hat. Wer sie nutzt, wird mit bleibender Gesundheit belohnt.

Hier sind sie – die Freunde unseres Immunsystems:

▶ Der Schlaf kann sehr viel für die körpereigenen Abwehrkräfte leisten. Im Schlaf entspannt sich der Organismus nicht nur, es werden auch Reparaturen an geschwächten und angegriffenen Körperzellen durchgeführt. Es werden neue, aktive Immunbotenstoffe produziert. Für ein starkes Immunsystem sollten Sie jede Nacht ungestört 6 bis 8 Stunden schlafen.

▶ Gesunde Ernährung mit reichlich Vitaminen, Mineralstoffen, Enzymen, Spurenelementen und Bioaktivstoffen ist ein wichtiger Freund der Immunstärkung. 70 Prozent der Immunkraft werden im Darm aufgebaut und stabilisiert. Damit das funktioniert, sollte man in der kalten Jahreszeit Mahlzeiten zu sich nehmen, die von innen her heilsame Wärme aufbauen. Dazu gehören: Haferbrei oder Haferflockensuppe, Hirseauflauf, Reisgerichte, Vollkornbrot, Vollkornteigwaren, Kürbis, Ingwertee, Speisen mit Knoblauch, Kardamom, Zwiebeln und Chili.

▶ Warme Kleidung darf man als sehr wichtigen Freund des Immunsystems bezeichnen. Dazu gehören vor allem feste, wasserdichte Schuhe. Wer im Winter draußen eine Stunde mit kalten Füssen umherläuft, bei dem sinkt in den Schleimhäuten von Mund und Rachen die Temperatur um bis zu 2 Grad Celsius. Sofort sind die Mundschleimhäute schlecht durchblutet, trocknen aus und können sich nicht mehr gegen Viren wehren. An sehr kalten Tagen muss man draußen eine warme Kopfbedeckung tragen. Man verliert sonst über den Kopf – wie durch einen Schornstein – mitunter bis zu 46 Prozent körpereigene Wärme. Wenn diese nicht rasch nachproduziert wird, sinkt sofort die Immunkraft.

► Freizeitsport. Viele Menschen unterschätzen ihn, denn für die körpereigenen Abwehrkräfte ist es enorm wichtig, dass man sich regelmäßig und oft diesem Freund des Immunsystems widmet. Dazu gehören Wandern, flottes Gehen, Nordic Walking, Skilanglauf, Rodeln, Schwimmen und Gymnastik. Doch muss man wissen: Nur moderater Sport stärkt das Immunsystem. Wer übertreibt und danach völlig erschöpft ist, der schwächt die Abwehrkräfte. Richtig ist, Sport so zu betreiben, dass man währenddessen mit einem Partner noch reden kann, ohne außer Atem zu kommen.

► So lange man noch gesund und nicht erkältet ist und solange man kein Fieber hat, lohnt es, die Immunkraft durch ein Wärmetraining zu stärken und krisenfest zu machen. Gehen Sie in die Sauna. Setzen Sie sich in eine Infrarot-Kabine. Genießen Sie ein Wannenbad, nehmen Sie ein heißes Fußbad.

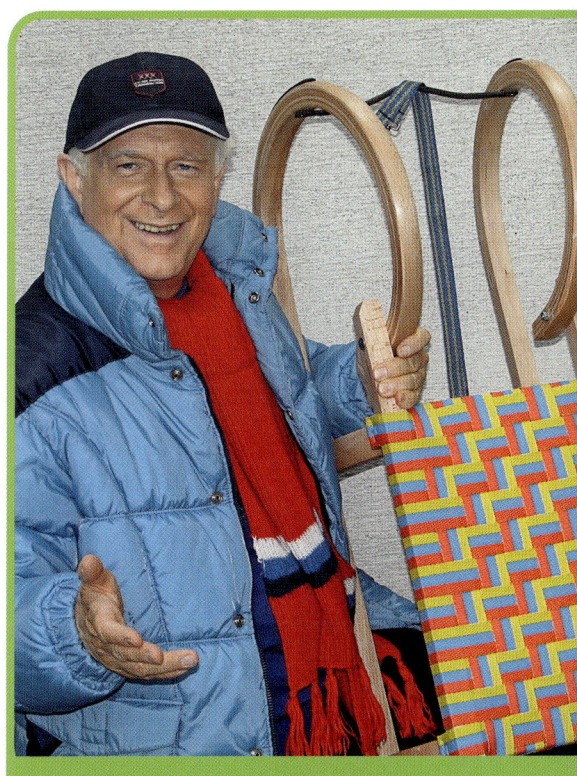

Mein Rezept: Wichtige und wertvolle Freunde unseres Immunsystems zum Schutz vor Erkältungen sind warme Kleidung und Wintersport.

▶ Tageslicht und Sonne sind ganz besonders wichtige und wertvolle Freunde unseres Immunsystems. Das Tageslicht ist wichtig für die Seele, für gute Laune, für Vitalität. Die Sonne macht es möglich, dass wir in unserer Haut das lebenswichtige Vitamin D 3 bilden, das unsere Immunkraft mit aufbaut, das uns vor Erkrankungen im Magen- und Darmbereich schützt, das die Knochen stärkt und einen positiven Einfluss auf den Blutdruck und auf die Blutzuckerwerte hat.

▶ Abschalten, Ruhephasen einhalten, Faulenzen: Das alles sind wichtige Freunde unseres Immunsystems. Nur damit können wir Stressphasen besser überstehen und mit Stressfolgen optimal umgehen. Damit geben wir den körpereigenen Abwehrkräften die Chance, sich zu erholen und wieder Kraft tanken.

Tanzen:
Wintersport und Naturarznei für Senioren

Die meisten von uns bewegen sich in der kalten Jahreszeit viel zu wenig und treiben auch keinen Wintersport. Zugegeben: Skifahren, Skilanglauf, Rodeln oder Eislaufen sind nicht jedermanns Sache. Doch es gibt einen Wintersport, der Frauen und Männern in jedem Alter gut tut, vor allem aber für Senioren ideal ist und zugleich wie eine Naturarznei wirkt. Nämlich: Tanzen.

Speziell in den Wochen, wenn in vielen Teilen Deutschlands der Karneval seinem Höhepunkt zustrebt, gibt es fast täglich Veranstaltungen, die Möglichkeiten genug dafür bieten. Ist das nicht ein herrlicher Sport? Man schwebt auf dem Tanzparkett dahin, hat die Partnerin oder den Partner im Arm: Das ist Vergnügen und zugleich Therapie zugleich. Ein herrliches Fitnessprogramm. Gesünder als manch herkömmlicher Sport.

Messungen von Sportmedizinern haben in einer Wiener Tanzschule vor in paar Jahren ergeben: Tanzen ist genau so gesundheitsfördernd wie Laufen oder flottes Gehen. Mehr noch:

Wer jahrelang keinen Freizeitsport ausgeübt hat und einsteigen will, der sollte mit dem Tanzen beginnen, die beste Form für einen Start zu mehr Bewegung. Dass Tanzen für Senioren besonders sinnvoll ist, darüber sind sich zahlreiche namhafte Sportmediziner einig. Man bewegt sich zu Musik, was auch Freude macht. Man legt Pausen ein und überfordert dadurch niemals Herz und Kreislauf.

Das sind die gesundheitsfördernden Eigenschaften des Tanzens:

- Haltungsschäden der Wirbelsäule können korrigiert werden.
- Bauch- und Rückenmuskeln, aber auch die Bein- und Fußmuskeln werden gestärkt. Das lässt speziell am Bauch etwaige Fettpolster schmelzen.
- Hartnäckige Verspannungen und Verkrampfungen im Rücken werden gelockert.
- Was für Menschen über 50 besonders wichtig ist: Die Durchblutung im Unterleib sowie in den Beinen wird verbessert. Das ist speziell für all jene von Bedeutung, die im Winter kaum spazieren gehen oder wandern. Im fortgeschrittenen Alter haben viele einen gestörten Blutfluss im Becken und in den Beinen. Tanzen kann da sehr viel Besserung bewirken.
- Der gesamte Stoffwechsel wird verbessert. Tanzen ist in dieser Hinsicht in Jungbrunnen.
- Das vegetative Nervensystem wird erheblich gestärkt. Tanzen gibt seelische und körperliche Kraft. Man kann beim Drehen im Takt von Tanzmusik wunderbar Stress abbauen und sich auf diese Weise vor einem Burn-out- Syndrom schützen.
- Die Verdauung wird angeregt. Durch regelmäßiges Tanzen kann eine hartnäckige Verstopfung erfolgreich bekämpft werden.
- Am österreichischen Institut für medizinische und sportwissenschaftliche Beratung in Maria Enzersdorf (IMSB) hat man nachgewiesen: Wer über einen längeren Zeitraum drei Mal pro Woche mindestens 30 Minuten tanzt, hat eine bessere Kondition. Und wer fünf Wochen lang regel-

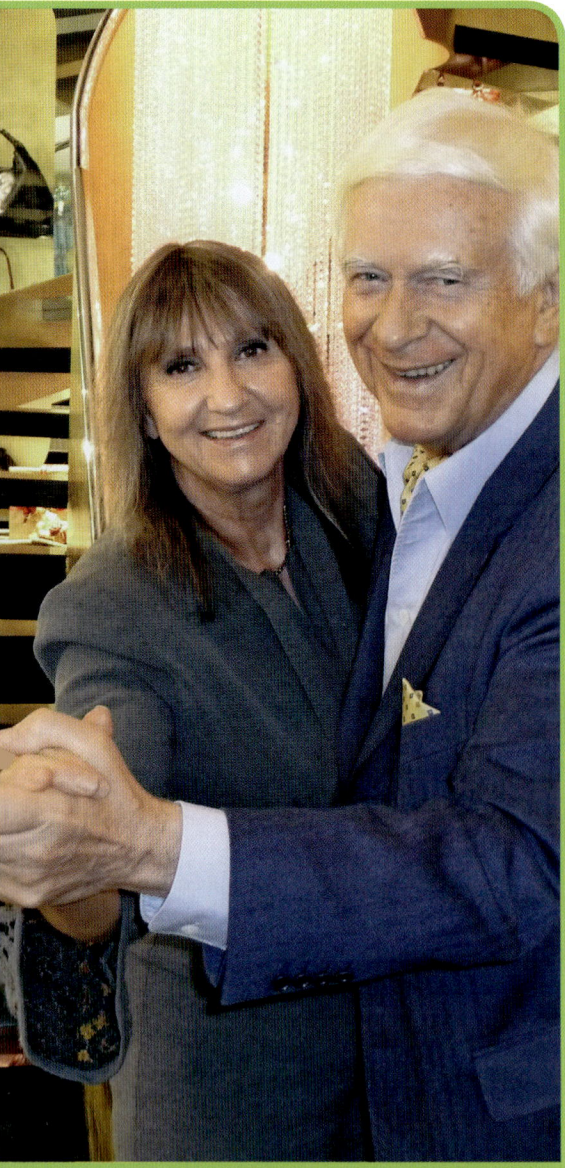

Gemeinsam Tanzen: Das ist eines der Erfolgsrezepte für meine nunmehr 45-jährige harmonische Ehe mit meiner Frau Liselotte.

mäßig Tanzstunden absolviert, verbessert die allgemeine Leistungsfähigkeit, stärkt Herz und Kreislauf.

▶ Wer oft und gern tanzt, fördert die Produktion von Glückshormonen im Gehirn.

▶ Apropos Gehirn: Da man sich beim Tanzen auf die Schritte konzentrieren muss, wird auch die geistige Fitness angeregt.

▶ Tanzen erleichtert auch das Abnehmen. Beim Foxtrott verliert man in einer Stunde 300 Kilokalorien, beim Wiener Walzer 350 Kilokalorien und beim Rock ‚n' Roll sind es 600 Kilokalorien. Man kann sagen: Wie jede Ausdauersportart ist Tanzen ein gutes Mittel, um schlank zu bleiben oder ein paar unerwünschte Kilo wieder loszuwerden.

▶ Eine Langzeitstudie an der Universität Surrey in Großbritannien hat ergeben: Alleinstehende ältere Frauen und Männer, die zum Tanzen gehen, gewinnen nicht nur wieder Freude daran, sondern auch am Leben. Das ist die Folge der verstärkten Produktion von Glückshormonen.

Bei Rheuma:
nicht schonen sondern den richtigen Sport treiben

Es gibt rund 400 verschiedene Krankheitsformen von Rheuma. Die Therapie hat sich in den letzten Jahrzehnten entscheidend verändert. Viele Betroffene glauben noch heute, dass man den Schmerzen mit körperlicher Ruhe begegnen sollte. Im Laufe der Zeit haben Wissenschaftler und Ärzte beobachtet, dass dies genau der falsche Weg ist. Wer rheumatische Entwicklungen im Körper bremsen möchte, der muss sich regelmäßig bewegen. Egal, ob es sich um entzündliches oder degeneratives Rheuma handelt. Viele Betroffene, die zum ersten Mal davon erfahren, wollen verständlicherweise wissen: Welche Bewegung, welcher Sport ist für Rheumakranke besonders sinnvoll und wichtig?

Wissenschaftliche Studien beweisen: Regelmäßiger Sport hat einen deutlich positiven Einfluss auf Rheumaerkrankungen. Die Schmerzen können in vielen Fällen im Laufe der Zeit deutlich gelindert werden. Die sportliche Betätigung bringt viele Vorteile: Die Beweglichkeit wird verbessert. Die Funktion der Gelenke wird lange erhalten. Schmerzbedingte Fehlstellungen am Bewegungsapparat werden verbessert. Die Schmerzen bekommt man besser und schneller in den Griff. Und man nimmt ab. Auch das ist erwiesen: Wer Übergewicht abbaut, hat weniger rheumatische Beschwerden. Außerdem werden Herz und Kreislauf gestärkt. Das ist vor allem

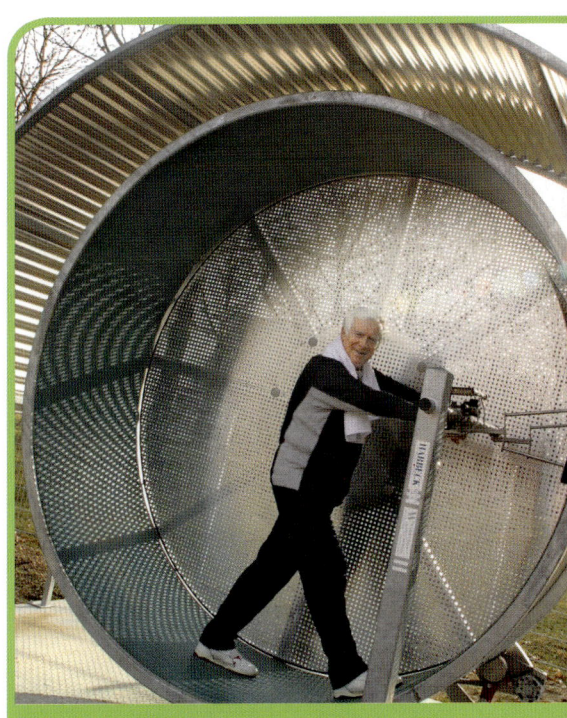

Ich trainiere regelmäßig zur Vorbeugung gegen Rheuma im legendären »Hamsterrad« des Biovitalbewegungs-Parcours in Bad Füssing.

für all jene wichtig, die an entzündlichem Rheuma leiden. Das Risiko, an einer Herz-Kreislauf-Erkrankung zu sterben ist für diese Patienten besonders groß, weil auf Grund der chronischen Entzündung und des Bewegungsmangels das Herz immer schwächer werden kann. Mit regelmäßigem Sport wird im Körper mehr Energie aufgebaut. Die betroffenen Gelenke werden besser mit Nährstoffen versorgt, sodass der Verschleiß gebremst wird. Jeder Rheumapatient sollte Sport treiben. Das gilt sogar für all jene, die ein künstliches Gelenk haben.

Es gibt natürlich Sportarten, die nicht in Frage kommen, weil sie die Gelenke belasten und schädigen. Dazu gehören alle Ballspiele wie Tennis, aber auch Trampolinspringen.

Sport- und Bewegungsformen, die man dem Rheumapatienten empfehlen kann, müssen die Gelenke schonen, dürfen kein hohes Risiko für Verletzungen bringen und müssen die Muskel stärken. Je kräftiger die Muskeln, desto mehr Schutz und Unterstützung haben die Gelenke.

Die besten Sportarten, die Rheumapatienten helfen, ihre Lebensqualität zu verbessern

► An erster Stelle steht zweifelsohne das Schwimmen, wobei am gesündesten Rückenschwimmen ist. Beim Schwimmen werden die Gelenke durch den Wasserauftrieb entlastet. Die Muskeln werden optimal durchblutet und gestärkt. Schwimmen ist vor allem dann bei Rheuma hilfreich, wenn man das in Thermalwasser oder in einem beheizten Becken ausüben kann.

► Bei Nordic Walking werden alle Muskel und Gelenke trainiert. Sie werden aber nicht überlastet, weil sich ein Teil des Körpergewichts auf die Stöcke verteilt und die Beine dadurch entlastet werden.
► Skilanglauf ist besser geeignet als klassisches Skifahren, denn dabei werden sämtliche Gelenke und Muskeln sanft trainiert.
► Wandern bringt viel, wobei es in der Ebene besser ist, weil bei Rheuma in den Knien das Bergab-Gehen die Gelenke sehr belastet.

▶ Gymnastik auf eigens dafür konstruierten Geräten – und das unter physiotherapeutischer Aufsicht – ist ein Supertraining für Gelenke und Muskeln. Viele Wellness- und Gesundheitszentren verfügen heute über derartige Gymnastikanlagen. Die Beweglichkeit kann entscheidend verbessert werden.

▶ In der schönen Jahreszeit ist Radfahren ein guter Sport bei Rheuma. Aber bitte nicht Montainbiking. Beim ganz normalen Radfahren werden die Knie- und Hüftgelenke trainiert, zugleich aber auch geschont, weil man ja bequem sitzt, während man in die Pedale tritt.

Abnehmen: die kuriosesten Tricks und Rezepte

Wer im Frühling wirksam abnehmen möchte, um in leichter Kleidung gute Figur zeigen zu können, der weiß, dass die wichtigsten Maßnahmen sind: wirklich und konsequent weniger, aber wertvolle Nahrungsmittel zu essen, regelmäßig Sport zu treiben und nach Möglichkeit jede Nacht sieben bis acht Stunden zu schlafen. Sehr oft bringt das aber keinen Erfolg. Doch wer nur zwei, drei oder vier Kilo abbauen will, schafft das häufig mit ungewöhnlichen, kuriosen Tricks und unglaublichen Rezepten.

Die besten Tricks und Rezepte, um ein paar Pfunde zu verlieren

▶ Zum Essen eine überaus ruhige, nicht zu laute Musik hören. Die Erfahrung zeigt, dass heiße Rhythmen den Appetit anregen.
▶ Keine Hauptmahlzeit während des Fernsehens einnehmen. Speziell dann nicht, wenn Sie einen spannenden Krimi oder ein atemberaubendes Fußballspiel dabei verfolgen, denn dann verschlingen Sie unkontrolliert drei Mal mehr Nahrung als ohne Fernsehbegleitung.

▶ Apropos Schlingen: Lassen Sie sich beim Essen Zeit. Kauen Sie jeden Bissen gut und essen Sie langsam. Aus diesem Grund macht es Sinn, Verzögerungsmaßnahmen zu setzen: Tun Sie so, als wären Sie Linkshänder, nehmen Sie Löffel, Gabel oder Messer in die linke Hand. Linkshänder machen es umgekehrt. Selbst wenn Sie nach der Mahlzeit noch Appetit auf mehr haben, warten Sie ab. Studien in den USA haben bewiesen: Egal, wie viel und was man gegessen hat, der Sättigungseffekt setzt erst nach 25 Minuten ein, manchmal sogar noch später. Eine andere Möglichkeit, um mit wenig Essen satt zu werden: Besuchen Sie einige Zeit regelmäßig ein Chinarestaurant und genießen Sie die Speisen ausschließlich mit Stäbchen.

▶ Die Farben Blau und Violett hemmen den Appetit. Grau macht am schnellsten satt. Denken Sie daran, wenn Sie eine Tischdecke, Teller, Schüsseln und Servietten kaufen.

▶ Verzehren Sie einige Zeit jeden Tag über den Tag verteilt eine ganze frische Ananas. Das Enzym Bromelain in der Ananas bremst den Hunger und fördert die Fettverbrennung.

▶ Bonbons naschen macht dick. Kauen Sie zuckerfreien Kaugummi. Oder essen Sie eine Dattel oder eine Dörrpflaume, jeweils mit Kern. Und lutschen Sie dann noch lange am Kern im Mund. Der bietet noch längere Zeit den süßen Fruchtgeschmack, belastet aber nicht mit Kilokalorien.

▶ Kalorienfreies nehmen Sie übrigens auch zu sich, wenn Sie einige Zeit jeden Tag von acht Uhr morgens bis 17 Uhr zu jeder vollen Stunde ein Glas Wasser mit etwas frisch gepresstem Zitronensaft trinken. Das füllt den Magen, bremst den Hunger.

▶ Nutzen Sie das Wissen und die Erfahrung der rund 5.000 Jahre alten Chinamedizin. Stoppen Sie etwaigen Heißhunger mit der Akupressur. Der dafür zuständige Ohrpunkt 13 ist leicht zu finden. Greifen Sie mit Daumen und Zeigefinger beider Hände links und rechts ans Ohrläppchen und greifen Sie kurz darüber nach dem kleinen Knorpel am Eingang der Ohrmuschel. Massieren Sie diesen Knorpel 30 bis 60 Sekunden und wiederholen Sie die Übung, wenn Sie der Hunger quält.

▶ Kauen Sie zwei Mal am Tag ein getrocknetes Salbeiblatt und spucken Sie es danach wieder aus. Die darin enthaltenen Bitterstoffe stoppen den Appetit.

▶ Tragen Sie in Zeiten, in denen Sie abnehmen wollen, knapp taillierte Kleidungsstücke, dann werden Sie ständig daran erinnert, dass Sie weniger essen, zu viel Fett und zu viel Süßes meiden sollten.

▶ Gehen Sie niemals hungrig in den Supermarkt: Sie kaufen dann zu viele Vorräte ein. Und das ist gefährlich. Der Kühlschrank sollte fast leer sein.

▶ Kleine Teller mit kleinen Portionen wirken psychologisch beim Abnehmen besser als große Teller mit kleinen Portionen. Da hat man am Ende immer Hunger.

▶ Schneiden Sie eine Zucker- oder Honigmelone in zwei Hälften und essen Sie eine Hälfte als Auftakt einer Mahlzeit. Sie haben dann genügend Flüssigkeit und Vitalstoffe aufgenommen, sind satt und können hinterher nicht mehr viel essen.

▶ Schlafen Sie in einem Raum mit nur 18 Grad Celsius. Sie verbrauchen dann während der Bettruhe mehr Kilokalorien, weil der Körper mehr Energie fürs Warmhalten benötigt.

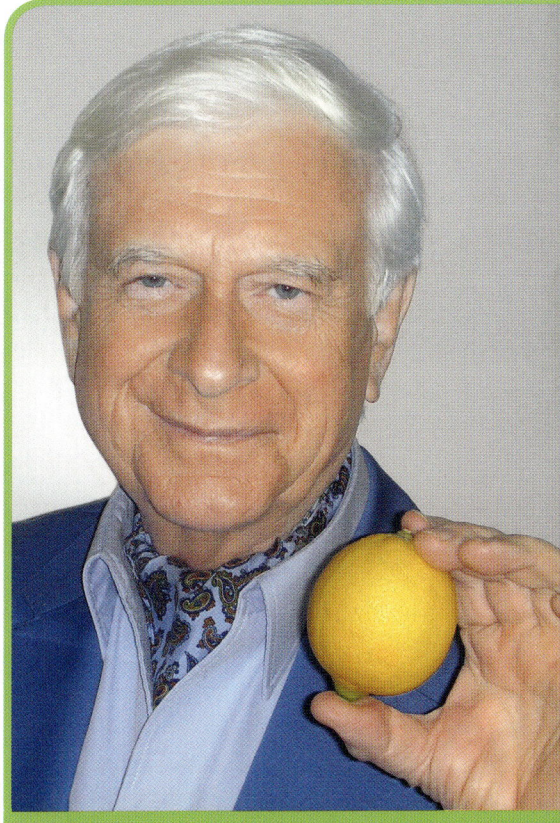

Meine Empfehlung: Zu jeder vollen Stunde ein Glas Wasser mit Zitronensaft trinken. Das füllt den Magen und verhindert Hungerattacken.

Die Muskeln: so bleiben sie bis ins hohe Alter kräftig

Viele Frauen und Männer über 60 werden von einer ständigen Angst begleitet: Dass die Muskeln Kraft verlieren und nicht mehr so viel leisten können, wie das in jüngeren Jahren der Fall war. Typische Anzeichen: Es fällt plötzlich schwer, den Schraubverschluss einer Flasche zu öffnen. Man muss sich anstrengen, einen Schlüssel im Schlüsselloch einer Türe umzudrehen. Es ist anstrengend, die gefüllte Einkaufstasche nach dem Einkauf im Supermarkt nach Hause zu tragen. Die Arbeit im Haushalt, sogar kurze Wege oder längeres Stehen führen zu Erschöpfung.

Das sind die ersten Symptome dafür, dass die Muskelkraft nachlässt. Das passiert im Zuge des Alterns, im Rahmen einer Krankheit, bei zu wenig körperlicher Betätigung und bei mangelnder sportlicher Bewegung, aber auch bei falscher Ernährung. Wer nicht sofort bei den ersten Anzeichen zum Arzt geht und nichts unternimmt, um die Muskelschwäche zu bremsen, der muss im Laufe der Zeit mit einer Osteoporose und mit verstärkter Sturzgefahr rechnen.

Damit es erst gar nicht so weit kommt, damit die Muskulatur bis ins hohe Alter möglichst elastisch und kräftig bleibt, sollte jeder spätestens ab 50 mit einem Trainingsprogramm starten. Man kann den Abbau der Muskelkraft nämlich ganz entscheidend bremsen. Und das ist wichtig, weil sonst jeder von uns bis zum 80. Lebensjahr ein Drittel der Muskelmasse verliert.

So können Sie dem Muskelabbau entgegensteuern:

▶ Ein entscheidender Beitrag zur Erhaltung starker Muskel ist regelmäßige Bewegung. Das bedeutet: Täglich Spaziergänge unternehmen. Am Wochenende Wanderungen absolvieren. Das körperliche Training ist wichtig. Sehr zu empfehlen sind die Sportarten Nordic Walking und Gymnastik mit Hanteln. Für Nordic Walking braucht man eine gute Sportausrüstung. Bei den Hanteln kann man allerdings sparen. Es genügt, wenn man gefüllte Mineralwasserflaschen verwendet. In der Alternativmedizin wird oft auch

Magnetfeldtherapie angewendet. Ideal für die Erhaltung der Muskelkraft bei Menschen zwischen 60 und 70 ist Gartenarbeit.

▶ Eine wichtige Rolle im Muskelstoffwechsel spielt auch das Vitamin D. Daher sollte jeder, der seine Muskelkraft lange bewahren will, bei schönem Wetter 15 Minuten das Gesicht, Arme und Beine der Sonnen aussetzen, ohne dass die Haut mit einem Sonnenschutzmittel gepflegt wurde. Bei 15 Minuten ist das kein Problem. Dies darf nur kein Freibrief für stundenlanges gefährliches Braten in der Sonne sein. Die Sonneneinstrahlung auf die Haut macht es möglich, dass der Körper in der Haut das wertvolle Vitamin D bildet. Aus der Nahrung kann man Vitamin D durch Milchprodukte, Avocado, Leber, Champignons und Meeresfisch aufnehmen.

▶ Der dritte wichtige Faktor zum Schutz und zur Erhaltung der Muskelkraft ist eine Ernährung, die uns reichlich mit der Aminosäure Leucin versorgt. Leucin ist für den Aufbau der Muskelmasse, für die Gewinnung der Muskelenergie und für die Muskeldurchhaltekraft wichtig und sorgt

dafür, dass wir bei der kleinsten Anstrengung nicht sofort müde werden. Leucin holen wir uns aus Lebensmitteln, die reich an tierischem oder pflanzlichem Eiweiß sind. 2,8 Gramm Leucin täglich wirken bei älteren Menschen nachweislich muskelaufbauend. Zu den Nahrungsmitteln, die besonders reich an Leucin sind, gehören Lachs, Rindfleisch, Hühnerbrust,

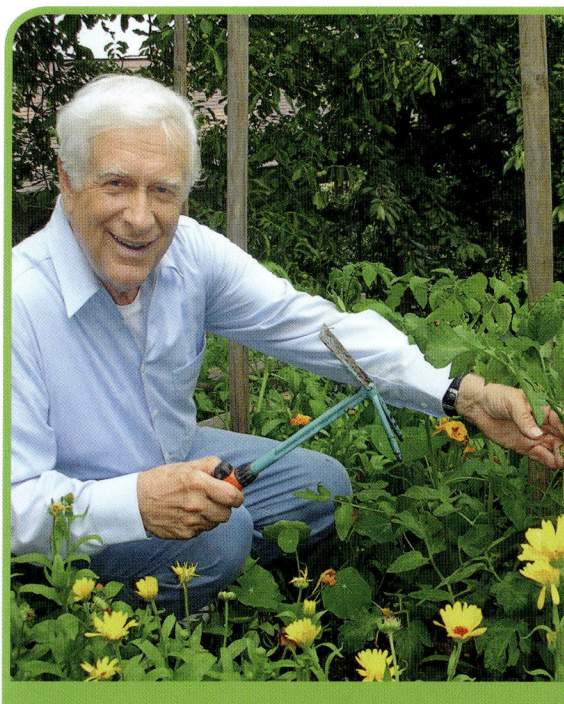

Mein Tipp: Gartenarbeit sorgt für Muskelkraft bis ins hohe Alter.

Erbsen, Walnüsse, Hühnereier, Weizenvollkornmehl, Naturreis, Maisvollkornmehl, Milch. Zum Schutz der Muskelkraft sollten Frauen und Männer über 50 und ganz besonders über 60 diese Nahrungsmittel in den Speiseplan einbauen.

Doch muss man wissen: Ein Verlust der Muskelkraft kann nur gebremst und gestoppt werden, wenn alle drei Maßnahmen umgesetzt werden: Leucin aus der Nahrung, Vitamin D durch Sonne und regelmäßige Bewegung.

Knieschmerzen:
so kann man sich davor schützen

Das Gelenk, das im Laufe unseres Lebens am meisten belastet wird, ist das Kniegelenk. Daher ist es auch nicht verwunderlich, dass Knieprobleme zu den großen Volkskrankheiten zählen. Kreuzbandrisse, Abbau von Knorpel und Meniskusverletzungen: Darunter leiden junge Sportler und Menschen im fortgeschrittenen Alter über 50. Bei Senioren wird das Knie sehr oft auch durch Übergewicht und Bewegungsmangel stark belastet. Jeder sollte daher schon früh versuchen, die Kniegelenke zu stärken, damit sie so lange wie möglich gesund und elastisch bleiben. Eine wichtige Maßnahme für jeden von uns ist das Kräftigen der Muskulatur rund um das Knie, am besten am ganzen Bein. Wichtig ist, dass sie regelmäßig und konsequent durchgeführt werden

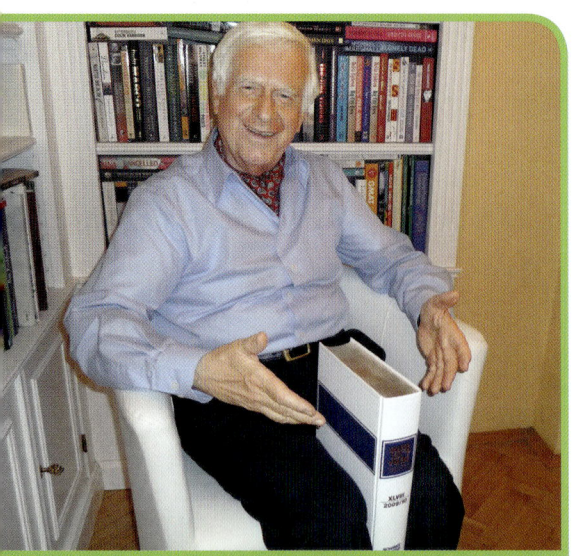

Mein Vorschlag: Klemmen Sie zur Stärkung der Kniemuskeln ein dickes Buch zwischen die Knie.

Einfache, hervorragende Übungen gegen schmerzende Knie

▶ Setzen Sie sich bequem und aufrecht in einen Stuhl oder Sessel. Nehmen Sie ein dickes, schweres Buch und platzieren Sie es zwischen den Knien. Und nun versuchen Sie, das Buch allein mit der Kraft der Knie festzuhalten. Das Wichtigste dabei ist: Das Buch darf nicht wegrutschen. Durch diese Übung werden die Knie enorm gestärkt. Sie müssen das Buch allerdings 45 bis 60 Sekunden zwischen den Knie halten. Zwischendurch sollten Sie mit den Händen von beiden Seiten gegen die Knie drücken, damit Sie die Spannung und den Druck auf das Buch erhöhen.

▶ Setzen Sie sich aufrecht auf einen Stuhl. Ober- und Unterschenkel sollen einen 90-Grad-Winkel bilden. Nun heben Sie die Fussballen an und drücken die Fersen fest in den Boden. Danach rollen Sie die Füße so ab, dass die Fersen angehoben werden. Wiederholen Sie die Übung mehrmals.

▶ Setzen Sie sich auf einen Stuhl. Halten Sie sich mit den Händen seitlich an der Sitzfläche fest und heben Sie ein Bein in gestrecktem Zustand: zuerst das rechte, dann das linke. Während der Oberschenkel ruhig bleiben soll, dreht man die Unterschenkel und die Füße etwas nach außen. Wiederholen Sie die Übung 20 Mal. Führen Sie die gleiche Übung mit einem Unterschied aus: Drehen Sie Unterschenkel und Füße nach innen.

▶ Setzen Sie sich wieder aufrecht auf einen Stuhl. Stellen Sie den Fuß des linken Beines hinter das rechte Bein. Drücken Sie die Knie und die Unterschenkel fest zusammen. Machen Sie das 10 Mal und zählen Sie jedes Mal bis 20. Dann setzen Sie den Fuß vom rechten Bein hinters linke Bein, drücken auch jetzt wieder Unterschenkel und Knie fest zusammen.

▶ Unsere Knie bleiben in erster Linie stark, wenn man grundsätzlich Sport treibt. Vor allem eignen sich dafür Wandern, Radfahren und Nordic Walking. Joggen ist nicht geeignet. Radfahren hingegen ist für das gesunde Knie eine der gesündesten Sportarten, weil man es durch das

Sitzen entlastet und durch das Treten in die Pedale dennoch in Bewegung hält.

▶ Nach langer Bewegung sollte man den Knien Ruhe gönnen. Idealerweise, werden dabei die Beine hochgelagert.

▶ Man sollte niemals zu lange stehen, nicht immer nur auf hartem Untergrund gehen, sondern viel auf weichen Wanderwegen, über einen Sandstrand und Wiesen gehen. Für

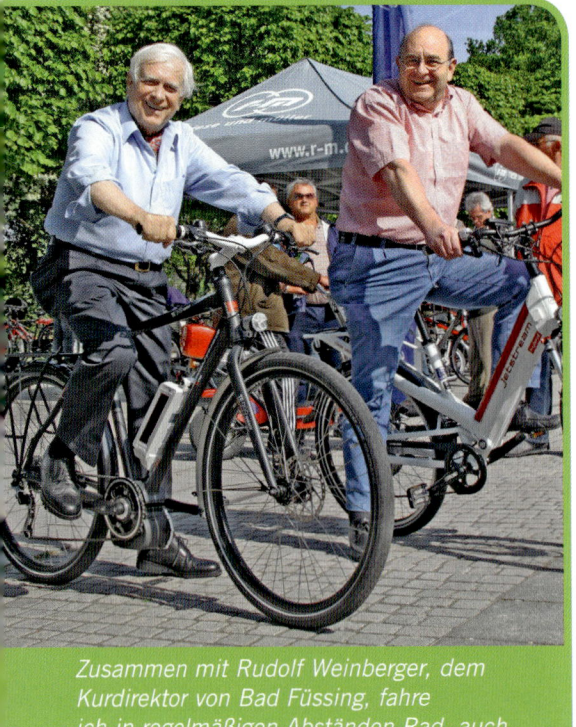

Zusammen mit Rudolf Weinberger, dem Kurdirektor von Bad Füssing, fahre ich in regelmäßigen Abständen Rad, auch zur Stärkung der Knie. Als Vorbild für die Kurgäste.

die Frauen gilt: Nicht immer nur Schuhe mit hohen Absätzen tragen. Diese Fußstellung, die dabei entsteht, schwächt die Knie.

▶ Wenn die Knie schmerzen, dann macht es Sinn, ein angenehm warmes Wannenbad zu genießen oder die Wärme einer Infrarotkabine zu nutzen. Auch Bestrahlungen mit der Rotlichtlampe sind hilfreich.

▶ Nahrungsergänzungsmittel mit den natürlichen Wirkstoffen Glukosamin, Chondroitin, Hyaluronsäure oder Hagebuttenextrakt können mit Erfolg eingesetzt werden.

▶ Wenn man unterwegs ist und Schmerzen in den Knien verspürt, kann man sich mit einem Akupressurgriff aus der Traditionellen Chinesischen Medizin helfen. Suchen Sie im Sitzen mit den Zeigefingern die Oberkante der Kniescheiben. Hat man sie gefunden, wechselt man vom Zeigefinger auf den Handballen und massiert diese Stelle damit vier bis fünf Minuten in kreisenden Bewegungen. Sofort lassen die Schmerzen nach.

Jünger oder älter aussehen: das entscheidet die Wirbelsäule …

Haben Sie schon einmal darüber nachgedacht, wie sehr unsere Körperhaltung unsere Stimmung, unser Erscheinungsbild und damit auch unseren Erfolg im täglichen Leben beeinflusst? Die Haltung ist die Visitenkarte unserer Erscheinung. Der weit über die Grenzen Österreichs bekannte Therapeut, Masseur, Wirbelsäulenspezialist und Energietrainer Walter Sagan aus Wien betont leidenschaftlich: »Unsere Wirbelsäule entscheidet, ob wir älter oder jünger aussehen. Wir müssen Fehlhaltungen erkennen, müssen sie wegtrainieren und können dann positiver, fröhlicher und selbstsicherer durchs Leben gehen!«

Walter Sagan kann mit seinem speziellen Schulter-Becken-Messgerät – dem Acromiopelvimeter – ohne Röntgen- oder andere Strahlungen den Beckenschiefstand messen. Aus aller Welt kommen dafür die Menschen zu ihm. Er sagt dazu: »Der Beckenschiefstand ist die Ursache vieler Krankheitsbilder vom Kiefer über Hals und Nacken bis zu Schmerzen in Lenden, Hüften,

Knie und Füßen. Genauso beeinflusst das schiefe Becken aber auch die Laune und die Stimmung eines Menschen«.

Dazu einige Beispiele: Wer mit hängenden Schulter umhergeht, der bekommt mit der Zeit schlechte Laune, fühlt sich nicht wohl. Wer ständig den Kopf schief hält, der baut Ängste in sich auf, zeigt Unsicherheit. Wer die Bauchmuskeln nicht anspannt, der wirkt um Jahre älter. Das ist auch dann der Fall, wenn man den Körper nicht aufrichtet und das Becken unkontrolliert einfach hängen lässt.

Walter Sagan betont: »Wer die Schwächen seiner Wirbelsäule nach einer genauen Diagnose kennt, der kann für seine Körperhaltung, für die allgemeine Gesundheit und für Geist und Seele vieles tun. Sehr hilfreich kann dabei ein Energietraining sein, damit im Organismus ein optimaler Energiefluss herrscht.«

Praktische Tipps des Wirbelsäulenspezialisten für jüngeres Aussehen und bessere Stimmung

▶ Für eine ideale Körperhaltung mit geradem Hals legen Sie ein Buch auf den Kopf und balancieren so, dass es nicht herunterfällt.

▶ Halten Sie sich an das Motto »Brust raus, Bauch rein«, dann sind die Schulterblätter in idealer Position.

▶ Unser Rücken sollte eine leichte natürliche Wölbung aufweisen. Er soll weder kerzengerade noch zu gekrümmt sein.

Mein Tipp: Für eine ideale Körperhaltung sollte man jeden Tag ein Buch auf den Kopf legen und ein paar Minuten so balancieren, dass es nicht runterfällt.

▶ Lernen Sie, die Bauchmuskeln anzuspannen und loszulassen. Man nennt das »Bauch schnellen«, 30 Mal hintereinander. Damit werden die Lendenwirbel gestützt. So mancher, der das tut, spart ein Mieder und wirkt schlanker und dadurch auch jünger.

▶ Ebenso wichtig ist es, das man sich am Morgen gleich nach dem Erwachen im Bett dehnt und streckt. Man sollte speziell die Beine so ausstrecken, als würde man sie verlängern wollen.

Walter Sagan lacht: »Wer das alles nach Diagnose und Absprache mit einem Wirbelsäulentherapeuten tut, der wird immer gut drauf sein, wird sich jünger fühlen, wird aber auch um Jahre jünger aussehen und wird viel weniger Alltagsbeschwerden haben!«

Seit vielen Jahren arbeitet der Therapeut mit einer erfahrenen Ärztin zusammen: mit der Allgemeinmedizinerin Dr. Veronika Königswieser. Sie ist überzeugt: »Wenn es um die Bewältigung von Schmerzen, aber auch um gute seelische Stimmung und um eine gesunde Körperhaltung geht, sollten wir unserer Wirbelsäule mehr Bedeutung schenken! Und wir sollten dafür auch konsequent etwas tun.«

Trockene Augen: das Problem ist lösbar

Immer mehr Menschen leiden unter trockenen Augen. In der schönen Jahreszeit zeigt sich das besonders deutlich. Mittlerweile diagnostiziert der Augenarzt bei jedem fünften Patienten trockene Augen. Was versteht man unter diesem Begriff überhaupt? Im Normalfall blinzeln wir alle fünf bis 10 Sekunden. Das ist wichtig, denn dabei wird die Tränenflüssigkeit aus den Tränendrüsen gleichmäßig über die Hornhaut verteilt. Wird das Auge nicht mehr ausreichend damt versorgt, spricht man vom trockenen Auge.

Wozu brauchen wir denn nun eigentlich die Tränenflüssigkeit, die man auch Tränenfilm nennt? Dieser Tränenfilm besteht aus drei Schichten und erfüllt drei Aufgaben: Die Schleimschicht liegt unmittelbar auf der Hornhaut und sorgt dafür, dass sie dort haften bleibt und dass die Hornhaut geglättet wird. Die wässrige Schicht reinigt die Augenoberfläche und ist für den Abtransport von Fremdkörpern zuständig. Die Fettschicht – auch Lipidschicht genannt – verhindert, dass die Tränenflüssigkeit über die Lidkante abläuft und verdunstet.

Dies sind die typischen Symptome der trockenen Augen: Die Augenlider reiben auf der Augenoberfläche. Das kann zu Schäden an der Hornhaut und Bindehaut führen. Die Augen brennen, jucken, sind extrem lichtempfindlich. Sie tränen, werden rot und sehen müde aus. Der Betroffene hat das Gefühl, dass er ein Sandkorn oder sonst einen Fremdkörper im Auge hat. Mitunter kommt es zu der paradoxen Situation, dass das trockene Auge tränt. In diesem Fall ist die Schleim- oder die Lipidschicht des Auges gestört. Das führt dazu, dass der bescheidene Tränenfilm nicht mehr auf der Hornhaut haften kann.

Was sind nun die Ursachen für die trockenen Augen? Zu kalt und zu stark eingestellte Klimaanlagen schaffen trockene Raumluft. Das ist Gift für die Augen. Aber auch stundenlange Arbeit am Bildschirm des Computers, Feinstaub-Belastung, Ozonbelastung, das Tragen von Kontaktlinsen, Alkohol und Zigarettenrauch führen zu tränenden Augen.

Weitere Einflussfaktoren für trockene Augen sind u. a. hormonelle Störungen, rheumatoide Arthritis, eine Strahlentherapie, eine Augenoperation, ein Mangel an Vitamin A, hohes Alter, eine Pollenallergie oder eine Autoimmunerkrankung.

Auch die Langzeiteinnahme von Bluthochdruckmedikamenten, Antidepressiva, Schlafmitteln und eine Chemotherapie können trockene Augen verursachen.

So können Sie Ihre Augen schützen:

▶ Damit Ihre Augen nicht austrocknen, sollten Sie staubige, trockene oder verrauchte Luft meiden. Lüften Sie die Wohnräume öfter. Sorgen Sie für eine gute Luftfeuchtigkeit. Verwenden Sie generell kosmetische Mittel zur Gesichtspflege aus natürlichen Stoffen, die keine Allergie auslösen können. Schlafen Sie ausreichend.

▶ **Sehr wichtig:** Tragen Sie draußen an einem strahlenden Tag eine Sonnenbrille. Trinken Sie über den Tag verteilt zwei Liter Flüssigkeit. Sehr sinnvoll sind Obst- und Gemüsesäfte, Kräutertees. Meiden Sie stark gewürzte Speisen. Bauen Sie Möhren, Tomaten und Paprika in den Speiseplan ein. Und bitte nicht zu lange am Computer arbeiten und nicht zu lange fernsehen.

▶ Betreiben Sie Augengymnastik, um die Aktivität der Tränendrüsen anzuregen. Klimpern Sie so oft wie möglich mit den Wimpern.

▶ Schauen Sie ins Grüne. Und schauen Sie in die Ferne. Unsere Augen leiden unter dem ständigen Nahe-Sehen.

▶ Setzen oder stellen Sie sich aufrecht hin. Halten Sie vorerst die Augen drei bis fünf Sekunden geschlossen. Nun schauen Sie so weit wie möglich nach oben, anschließend geradeaus. Danach schauen Sie tief nach unten, dann geradeaus. Dann weit nach rechts, anschließend geradeaus, danach weit nach links, danach geradeaus. Zum Schluss lassen Sie die Augen im Uhrzeigersinn kreisen, danach dagegen.

▶ Die einfachste Übung gegen trockene Augen: Blicken Sie abwechselnd vier Sekunden auf die eigene Nasenspitze und dann in die Ferne.

▶ Wenn der Arzt trockene Augen diagnostiziert, verschreibt er Augentropfen, Augengel oder Augensalben, die helfen können.

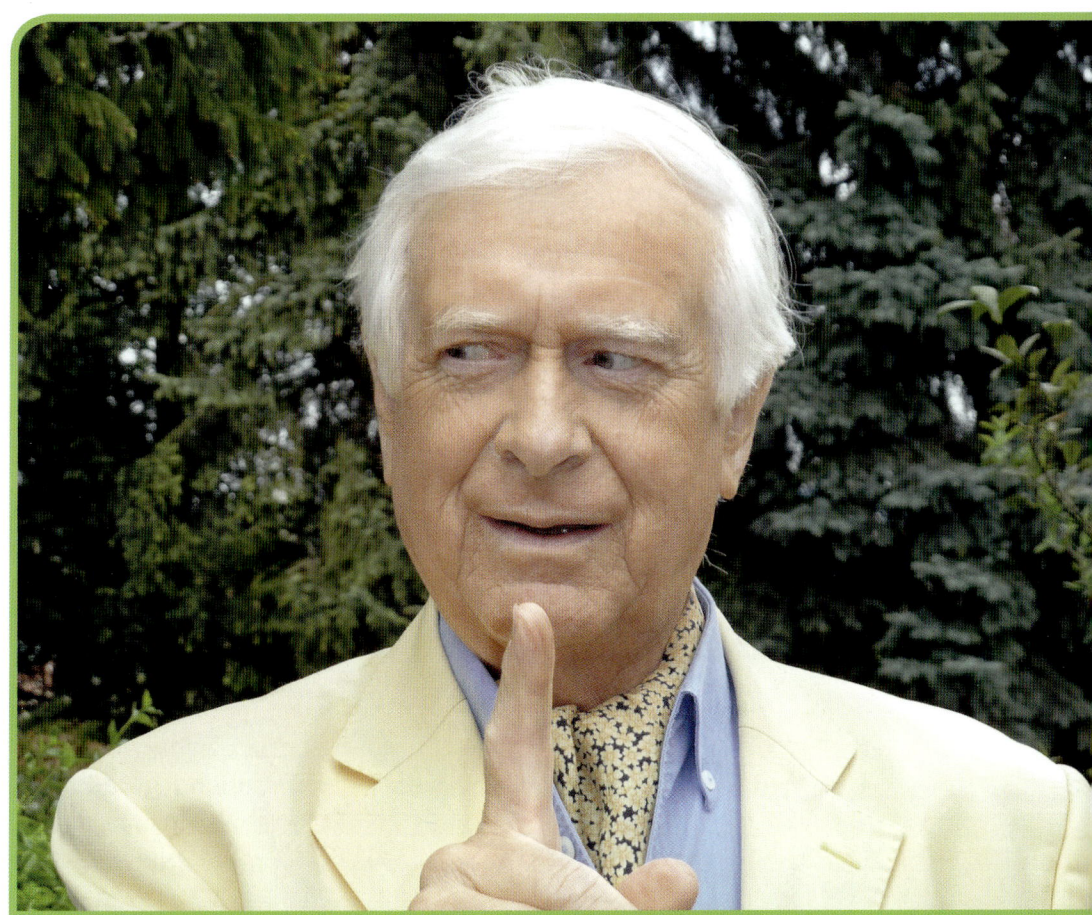

Regelmäßige Augengymnastik aktiviert die Tränendrüsen.

Rückenschmerzen? Dehnen Sie Ihre Beine!

Von Rückenschmerzen wird fast jeder geplagt. Kein Wunder: Wir sitzen und stehen zu viel, bewegen uns zu wenig. Vor allem aber das unentwegte Sitzen belastet den Rücken. 70 Prozent aller Frauen und Männer mit sitzenden Berufen leiden unter Wirbelsäulenschmerzen. Wer den ganzen Tag sitzt, bei dem verkümmern mit der Zeit die Muskeln in

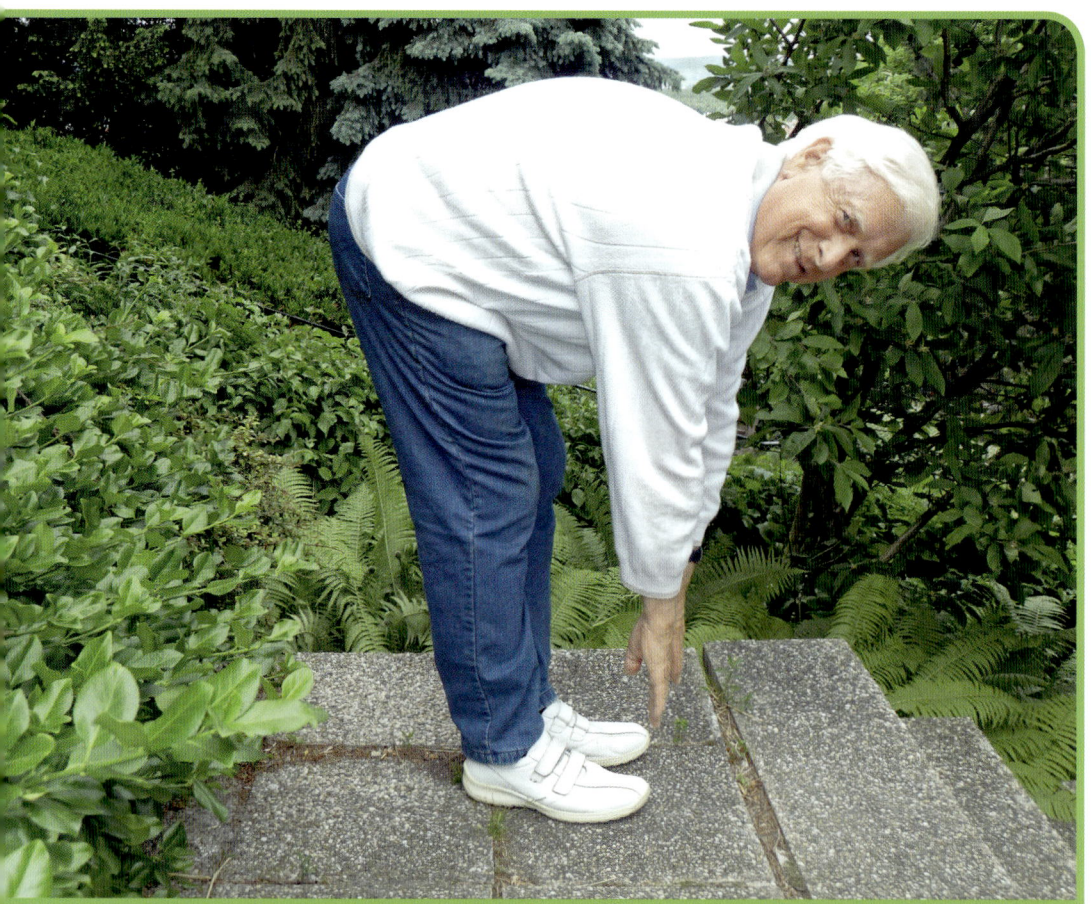

Ein Klassiker gegen Rückenschmerzen: mit den Fingerspitzen die Zehen berühren.

den hinteren Oberschenkeln. Diese Muskeln nennt man in der Medizin Hamstrings. Sie sind beim Sitzen niemals gestrafft, immer nur zusammengezogen und verkürzen sich nach und nach.

Dazu kommt noch ein Problem: Durch den ständigen Druck, der beim Sitzen auf den Muskeln ruht, kommt es zu Durchblutungsstörungen, zu Verhärtungen und zu Schmerzen, die entlang der hinteren Oberschenkel bis hinunter zum Knie verlaufen.

Die medizinische Erfahrung zeigt: Da die Muskeln an den hinteren Oberschenkeln die Aufgabe haben, die Beine zu beugen, den Hüftbereich zu strecken, den Oberkörper in

Balance zu halten und das Becken zu stärken, kommt es bei einer Verkürzung dieser Muskel zu massiven Rücken- und Kreuzbeschwerden. Sämtliche Strukturen der Wirbelsäule werden gestört, die Lendenwirbelsäule wird überfordert. Die Bandscheiben werden extrem belastet. Das Risiko für einen Bandscheibenvorfall steigt.

Die gute Nachricht: Man muss gegen die Schmerzen keine starken Medikamente nehmen, die mit der Zeit die Nieren, die Leber und den Magen belasten. Man muss bloß eines konsequent tun: die Beine dehnen und strecken. damit die Muskeln an den hinteren Oberschenkeln endlich wieder stark und aktiv werden.

Hier eine Reihe von ganz einfachen Übungen, die anfangs schwer fallen, bald aber in jedem Alter durchgeführt werden können.

▶ Eine dieser Übungen heißt »höfliche Verbeugung«. Stellen Sie sich aufrecht hin. Überkreuzen Sie mit dem rechten das linke Bein. Beide Füße stehen dabei am Boden. Jetzt verschränken

Sie die Arme hinten am Rücken und beugen sich aus der Hüfte mit gerader Wirbelsäule langsam nach vor, so lange, bis Sie eine Dehnung in der Rückseite der Oberschenkel spüren. Halten Sie 10 Sekunden durch, richten Sie sich wieder auf und wiederholen Sie die Übung. Danach wechseln Sie die Beine beim Überkreuzen und wiederholen die Übung mehrmals.

▶ Ein Klassiker: Stellen Sie sich aufrecht hin, beugen sich langsam nach vorn und bemühen Sie sich, mit den Fingerspitzen die Zehen zu berühren oder zumindest fast zu erreichen. Auch dabei spüren Sie deutlich, dass die Muskeln der hinteren Oberschenkel gefordert werden.

▶ Ziehen Sie im Stehen ein Bein nach hinten hoch, fassen Sie mit der Hand den Fuß in Knöchelhöhe und ziehen Sie den Unterschenkel so weit es geht nach oben. Anfangs ist es sinnvoll, wenn Sie sich mit der anderen Hand an einer Tischkante festhalten. Führen Sie die Übung zuerst mit dem rechten, dann mit dem linken Bein durch.

▶ Sehr wirkungsvoll: Ziehen Sie im Stehen mit der rechten Hand das rechte Knie so hoch es geht. Danach wiederholen Sie die Übung mit der linken Hand und dem linken Knie.

So können Sie die Muskeln der hinteren Oberschenkel trainieren und stärken:

▶ Bemühen Sie sich bei jedem Schritt, den Sie gehen, die Knie durchzustrecken. Besonders sinnvoll ist das beim Bergaufgehen.

▶ Lagern Sie beim Fernschauen oder beim Lesen die Beine hoch und beugen Sie zwischendurch immer wieder den geraden Oberkörper in Richtung Füße.

▶ Ideale Sportarten für die Hamstrings sind Wandern, Nordic Walking, Langlaufen, Schwimmen und Tanzen.

Sie werden staunen: Wenn Sie regelmäßig die Beinmuskel dehnen, verschwinden in vielen Fällen die Rückenschmerzen und Sie fühlen sich um Jahre jünger.

Blutdrucksenker aus der Küche: wie sie wirken, warum sie wirken

Man nennt den Bluthochdruck den »stillen Killer«, weil er sich langsam und unbemerkt in den Körper schleicht. Sehr oft wird ein zu hoher Blutdruck erst erkannt, wenn die ersten Schäden aufgetreten sind wie Arteriosklerose mit all ihren Folgen, Nierenfunktionsstörung, Herzmuskelschwäche und schließlich Herzinfarkt und Schlaganfall. Es ist daher wichtig, dass man bereits als gesunder Mensch darauf achtet, mit regelmäßiger Bewegung und gesunder Ernährung den Blutdruck positiv zu beeinflussen. Was die Ernährung betrifft, ist das einfacher als viele denken.

Es gibt eine Reihe von Blutdrucksenkern aus der Nahrung.

▶ Ganz oben auf der Liste der Naturprodukte für einen gesunden Blutdruck steht der Knoblauch. Das Geheimnis seiner Wirkung steckt in seinem Hauptwirkstoff Alliin, der durch den Einfluss von Sauerstoff beim Schneiden oder Kauen zu Allicin wird. Und das fördert die Durchblutung enorm.

▶ Eine ähnliche Wirkung geht von der Zwiebel aus. Es müssen allerdings rohe Zwiebeln sein.

▶ Wenn Sie Ihrem Blutdruck etwas Gutes tun wollen, dann sollten Sie oft Suppengrün, Pellkartoffeln, Möhren, Sellerie, Kohlrabi, Brokkoli, Kopfsalat und Avocados in Ihren Speiseplan einbauen. Und bei Obst greifen Sie zu Äpfeln, Trauben und Ananas, die alle eines gemeinsam haben: Sie sind Spitzenreiter, was den Gehalt am Mineralstoff Kalium betrifft.

▶ Kalium ist wichtig für einen gesunden Blutdruck, weil es dafür sorgt, dass in den Zellen ausreichend Flüssigkeit vorhanden ist, damit Enzyme und Eiweißstoffe darin aktiv werden können, sie brauchen das feuchte Milieu. Nur wenn alle aktiv sind, funktionieren Herz und Kreislauf. Wenn der Kaliumspiegel im Blut und in den Zellen zu niedrig ist, kann es zu Herzrhythmusstörungen kommen, die wiederum zu einer Blutdrucksteigerung führen können.

▶ Eine britische Studie hat vor zwei Jahren ergeben: Rote Bete hat einen überaus positiven Einfluss auf den Blutdruck. Wer lange Zeit jeden Tag einen halben Liter Rote-Bete-Saft aus Bioanbau trinkt, kann davon ausgehen, dass der Blutdruck optimale Werte bekommt.

▶ An der weltberühmten Harvard Universität in Boston, USA, hat man nachgewiesen: Wer jeden Tag über einen langen Zeitraum fünf Walnüsse genießt, stärkt Herz und Kreislauf und bietet damit für einen gesunden Blutdruck beste Voraussetzungen.

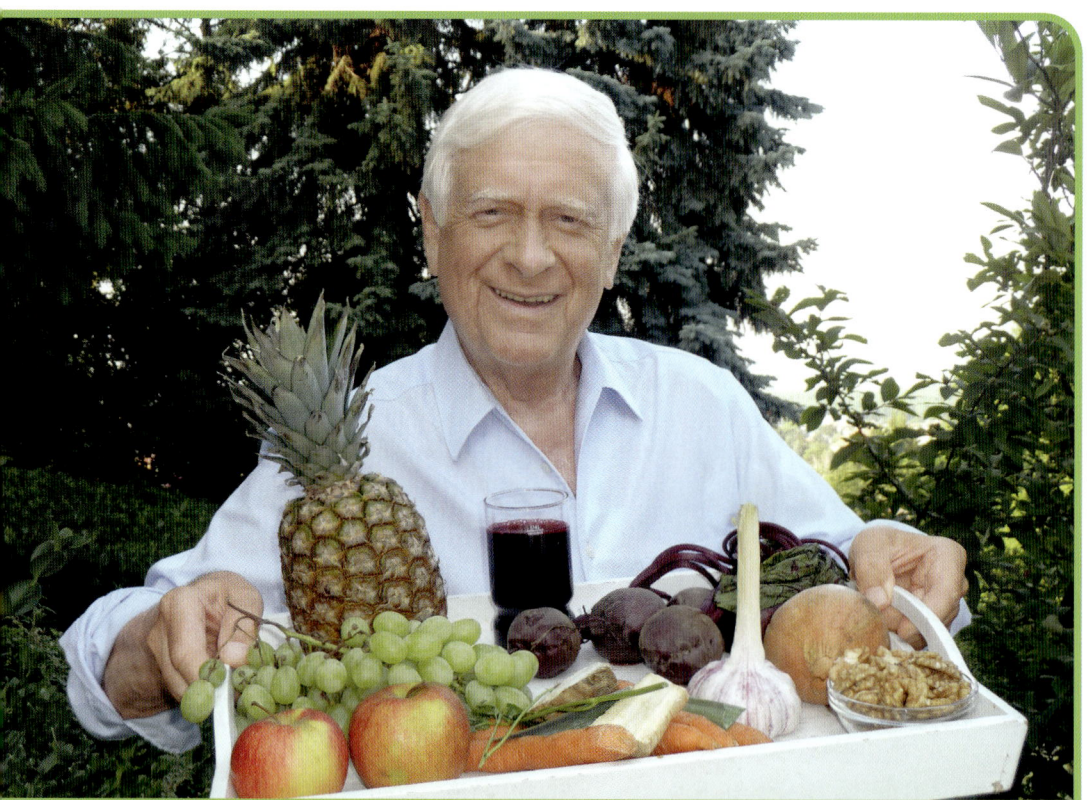

Hier zeige ich einige Naturprodukte von Ananas bis Zwiebel, die für gesunde Blutdruckwerte sorgen können.

► Es gibt auch Gewürze, die man in der Küche nicht nur zur Freude des Gaumens, sondern auch für einen gesunden Blutdruck einsetzen kann. Dazu gehören Petersilie, Thymian, Lorbeerblätter, Basilikum, Sellerieblätter, Kerbel, Estragon und Curry. Dafür sollten Sie sparsamer mit Salz umgehen. Gar kein Salz ist allerdings auch schlecht; der Mensch braucht täglich drei bis fümf Gramm Salz, nimmt aber meist bis zu 15 Gramm und mehr zu sich.

► Ein ganz wesentlicher Blutdrucksenker ist Fisch, der reich ist an Omega-3-Fettsäuren, wie etwa der Lachs, der Hering, die Makrele und der heimische Saibling. Welcher Zusammenhang besteht zwischen dem Blutdruck und den Omega-3-Fettsäuren? Omega 3 wird von unserem Stoffwechsel in hochaktive Reglersubstanzen umgewandelt, die sich positiv auf den Blutdruck auswirken.

Die entscheidenden drei Wirkungen dieser Naturprodukte für einen normalen Blutdruck

1. Sie sorgen für eine gesunde Durchblutung. Das Blut fließt flott durch die Adern und Venen, versorgt alle Zellen des Körpers mit Nährstoffen und Sauerstoff und transportiert angefallenen Stoffwechselmüll rasch ab.

2. Sie bewirken, dass unsere Blutgefäße jung und elastisch bleiben, sodass das Blut ungehindert fließen kann. Eine Studie am Institut für Herz-Kreislauf-Forschung in Mainz hat bereits vor Jahren ergeben: Wer über einen langen Zeitraum jeden Tag Knoblauch konsumiert, hat im Alter um bis zu sieben bis 10 Jahre jüngere Blutgefäße.

3. Sie wirken der Verkalkung der Blutgefäße entgegen, sodass reichlich Blut fließen und damit ein zu hoher Blutdruck sinken kann.

Das alles sind ideale Voraussetzungen dafür, dass Sie einen Blutdruck mit optimalen Werte behalten oder dass ein erhöhter oder zu hoher Blutdruck sinkt. Wobei man betonen muss, dass diese Blutdrucksenker aus der Küche die ärztliche Therapie zwar wunderbar unterstützen, aber nicht ersetzen können.

Die Augen:
schützen mit der richtigen Sonnenbrille

An strahlenden Sonnentagen sind unsere Augen großen Belastungen ausgesetzt. So wie ein hochwertiges Sonnenschutzmittel die Haut vor Schäden bewahrt, so kann eine gute Sonnenbrille für die Augen das Gleiche tun. Wer sich viele Jahre ohne Sonnenbrille in der prallen Sonne aufhält, hat in späteren Jahren ein hohes Risiko für ein Augenleiden. Das kann eine Trübung der Linse sein, aber auch eine Sichtfeldeinschränkung der gefürchteten Makuladegeneration.

Ganz abgesehen davon schützt die Sonnenbrille die Augen auch vor Wind, Staub und sogar vor Verkehrsunfällen, die durch Sonnenblendung passieren können.

Es gibt aber auch noch andere wichtige Gründe für das Tragen einer Sonnenbrille. Wer aufgrund einer Krankheit regelmäßig ein bestimmtes Medikament einnehmen muss, kann besonders sonnenempfindliche Augen bekommen. Auch nach einer Augenoperation ist eine Sonnenbrille höchst notwendig. Kinder und Erwachsene, die sich an Sommertagen länger Zeit im Freien aufhalten, sollten ihre Augen unbedingt schützen. Es ist nicht empfehlenswert, eine Sonnenbrille im Vorübergehen für einen Schnäppchenpreis zu erwerben.

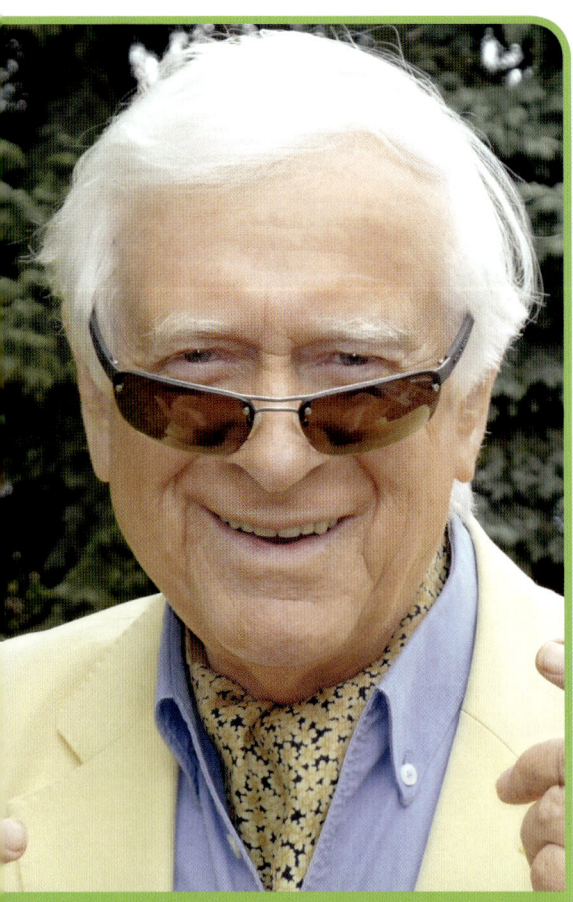

Mein Tipp: Augen auf beim Sonnenbrillenkauf! Nicht jede Sonnenbrille bietet einen echten Schutz vor dem UV-Licht der Sonne.

Ganz abgesehen davon schützt die Sonnenbrille die Augen auch vor Wind, Staub und vor Verkehrsunfällen, die durch Sonnenblendung entstehen.

Es gibt aber auch noch weitere wichtige Gründe für das Tragen einer Sonnenbrille. Wer regelmäßig ein bestimmtes Medikament einnehmen muss, der hat besonders sonnenempfindliche Augen. Auch nach einer Augenoperation ist eine Sonnenbrille höchst notwendig. Kinder und Erwachsene, die sich an Sommertagen länger Zeit im Freien aufhalten, sollten ihre Augen unbedingt schützen. Es hat keinen Sinn, beim Kauf einer Sonnenbrille im Vorübergehen zu einem Schnäppchen zu greifen.

Sonnenbrillen nur mit fachlicher Beratung kaufen

▶ Eine gute Sonnenbrille muss 99 bis 100 Prozent der UV-Strahlen und 75 bis 90 Prozent des sichtbaren Lichtes abhalten.

▶ Lassen Sie sich nicht täuschen: Dunklere Sonnenbrillen bieten keineswegs mehr Schutz als hellere. Der Schutz steckt in der klaren chemischen Beschichtung auf oder in den Gläsern. Das hängt nicht von der Schattierung oder der Farbe ab. Dunkle Gläser, die keinen UV-Blocker enthalten, können sogar gefährlich sein, weil sie die Pupillen erweitern. Dadurch kann noch mehr UV-Licht in die Augen gelangen. Solche Brillen schützen nur vor sichtbarem Licht und schützen vor der Gefahr, geblendet zu werden.

▶ Wie dunkel aber soll eine Sonnenbrille nun sein? Dafür gibt es eine Faustregel: Beim Blick in den Spiegel soll man seine Augen nicht erkennen. Doch draußen auf der Straße muss man Stopplichter, die Bordsteinkante und die Stufen einer Treppe gut wahrnehmen können.

▶ Sonnenbrillen mit orangefarbenen oder bernsteinfarbenen Gläsern sind nicht ideal. Sie erschweren die Unterscheidung der Farben von Verkehrslichtern.

▶ Wer Auto fährt, der sollte graue Gläser wählen, weil sie den Anteil an blauem Licht reduzieren, aber die Farben nicht verändern. Grüne und braune Gläser verändern die Farben. Meiden Sie blaue Gläser, weil sie zu viel blaues Licht durchlassen.

▶ Wer beim Autofahren und beim Wassersport Sorge hat, dass er an strahlenden Sonnentagen geblendet werden könnte, der sollte polarisierte Sonnenbrillen kaufen. Verspiegelte Gläser reduzieren das sichtbare Licht entscheidend und schützen davor, geblendet zu werden. Die Brillen müssen kratzfest sein. Polarisierte und verspiegelte Gläser müssen zusätzlich noch einen UV-Schutz haben.

▶ Es gibt auch Sonnenbrillen mit farblichen Abstufungen. Manche sind oben dunkler, unten heller. Sie reduzieren die Blendgefahr, lassen den Träger aber den Horizont und beim Autofahren das Armaturenbrett wunderbar überblicken. Brillen, die oben und unten dunkel und in der Mitte hell sind, eignen sich besonders für Wassersportarten, aber auch für eine Wanderung am Strand.

▶ Besonders wichtig: Sonnenbrillen mit großen Einfassungen sind ein sehr guter Schutz, weil sie mehr UV-Licht von den Augen und der Umgebung der Augen fernhalten. Brillen, die das Auge eng umschließen, blockieren den Lichteinfall auch von der Seite und von hinten.

▶ Ihre normale Brille sollte ebenfalls mit einem UV-Schutz ausgestattet sein.

▶ Auch ein Hut mit breiter Krempe halbiert die UV-Strahlung der Sonne in die Augen. Eine Kopfbedeckung ist speziell für Menschen übe 50 zusätzlich zur Sonnenbrille sehr sinnvoll.

Die Haut:
die besten Mittel dafür kommen aus der Küche

Starke Sonne, trockene Luft, Wind, Sand, Meerwasser, zu wenig Flüssigkeit: Das alles sind Strapazen, denen unsere Haut im Sommer ausgesetzt war. Es ist daher höchste Zeit, dass wir unsere Gesichtshaut verwöhnen und herbstfit machen.

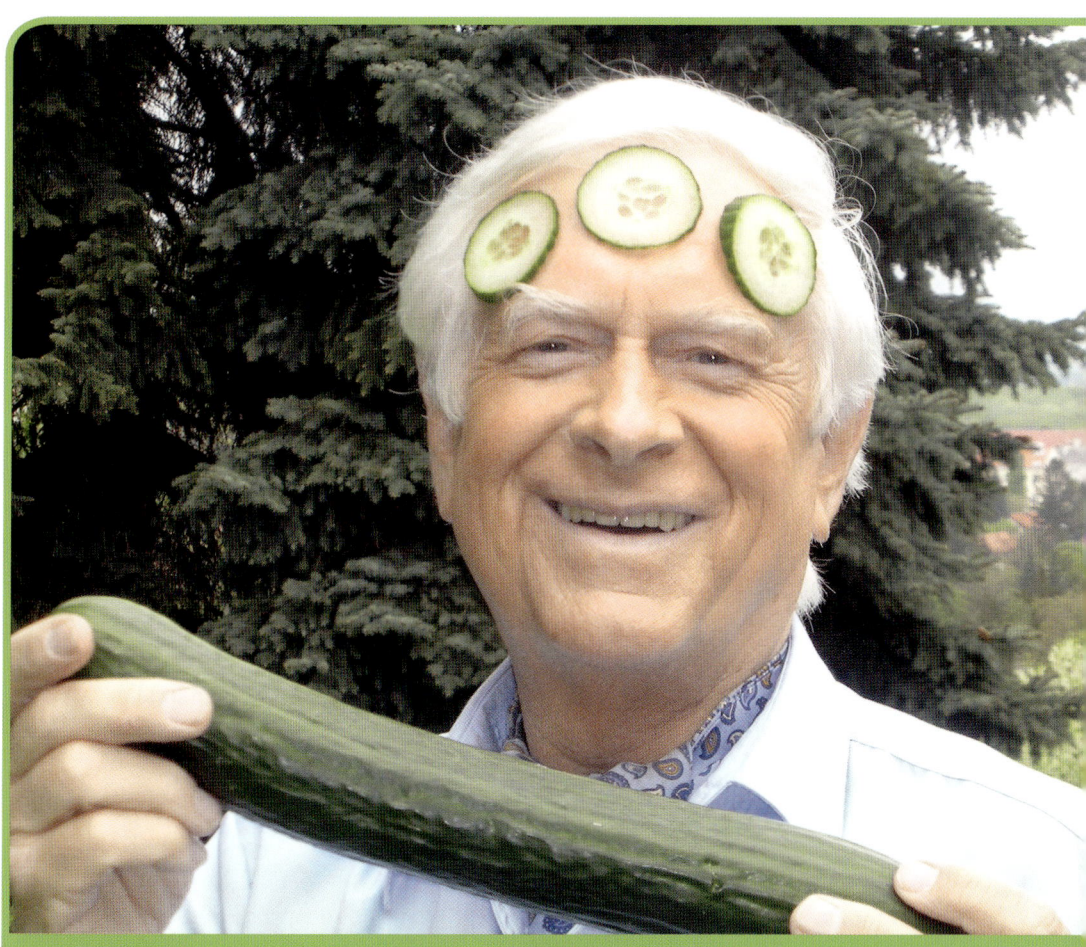

Gurkenscheiben fürs Gesicht. Sieht kurios aus, macht die Haut jedoch jugendlich und geschmeidig.

Statt teurer Kosmetik Produkte aus der Küche verwenden

▶ Eines der interessantesten Hausmittel zur Hautpflege zum Sommerende ist das Olivenöl. Sein Hauptwirkstoff Hydroxytyrosol regeneriert die Haut von außen und von innen. Bauen Sie deshalb kalt gepresstes, hochwertiges Olivenöl in den Speisenplan ein und richten Sie damit in erster Linie Salate an. Massieren Sie aber in nächster Zeit auch drei Mal pro Woche etwas Olivenöl mit bloßen Händen in die Gesichtshaut ein. Vor allem ein trockener und irritierter Teint wird es Ihnen danken.

▶ Wenn Sie für Ihr Gesicht ein Hausmittel suchen, das Feuchtigkeit spendet, Haut glättend wirkt und die Durchblutung fördert, dann tragen Sie ganz wenig Honig auf die Haut auf und lassen ihn 15 Minuten einwirken. Danach mit Zitronenwasser abwaschen.

▶ Naschen Sie zum Fernsehen keine Chips, sondern kleine, zarte und rohe Brokkoliröschen. Das Vitamin C und andere Vitalstoffe in diesem Gemüse fördern die Produktion von Kollagen. Und das ist für die Elastizität der Haut wichtig. Brokkoli ist ein Hausmittel für die Haut, das nur von innen wirkt.

▶ Äußerlich hingegen lassen sich sommerliche Hautschäden durch das Auftragen von Eigelb ausgleichen. Eigelb liefert Lecithin und das ist in den Hautzellen der Gegenspieler vom Cholesterin. Dazu muss man wissen: In einer frischen, jugendlichen Haut ist überwiegend Lecithin vertreten, in einer alt wirkenden Haut das Cholesterin. Man trägt das Eigelb aufs Gesicht auf, lässt es 15 bis 20 Minuten einwirken und wäscht es mit lauwarmem Wasser ab.

▶ Wenn Sie Ihre Gesichtshaut besonders weich und geschmeidig machen und zugleich die Durchblutung fördern wollen, dann braucht Ihre trockene Haut eine Avocadomaske. Schneiden Sie eine reife Avocado der Länge nach durch, lösen Sie den großen Kern heraus, entnehmen Sie das Fruchtfleisch und pürieren Sie es. Sie brauchen für dieses Rezept zwei Esslöffel davon. Verrühren Sie das Avocadomus mit etwas Honig und etwas Naturjoghurt. Streichen Sie die Maske aufs Gesicht und lassen Sie diese 30 Minuten auf die Haut einwirken. Dann mit lauwarmem Zitronenwasser abwaschen. Sie werden staunen, wie gut sich die Haut danach anfühlt.

► Sollten sich im Sommer neue kleine Fältchen im Gesicht gebildet haben, dann setzen Sie sofort Soja ein. Ein Sojadrink liefert Isoflavone – hormonähnliche Stoffe – und antientzündliche Substanzen. Bauen Sie Tofu in Ihren Speiseplan ein, trinken Sie jeden Tag ein Glas Sojamilch und massieren Sie ein wenig davon in die Gesichtshaut ein. Die Sojamilchmaske bremst den Alterungsprozess der Haut.

► Nach dem Sommer tut es der Haut auch gut, wenn Sie ein bis zweimal die Woche eine Quarkmaske auftragen: Verrühren Sie Magerquark mit etwas Naturjoghurt und tragen Sie diesen Brei für 10 Minuten auf die Gesichtshaut auf. Mit lauwarmem Wasser abwaschen.

► Wer seine Gesichtshaut für den Herbst elastisch und fit machen möchte, der darf auf keinen Fall die heimische Salatgurke vergessen. Sie ist vor allem für die ganz normale Haut geeignet. Ihr Saft ist – wie ein Elektrolytgetränk – randvoll mit Vitalstoffen. Die Haut saugt diesen wertvollen Gurkensaft gierig auf und versorgt sich mit den natürlichen Wirkstoffen. Dafür gibt zwei Möglichkeiten: Schneiden Sie eine Salatgurke in dünne Scheiben und legen Sie diese für zehn Minuten auf die Haut. Oder pürieren Sie einige Gurkenscheiben im Mixer, vermischen diese mit Quark oder Joghurt und tragen diese Masse auf die Haut auf. Beide Rezepte werden oft belächelt. Zu Unrecht, denn sie zeigen eine verblüffende Wirkung.

Das Gehör:
so bleibt es lange fit und leistungsstark

Das kann man in vielen Familien beobachten: Oma und Opa hören für ihr hohes Alter wunderbar. Aber wehe, wenn einer von den beiden das ein oder andere Mal zwischendurch im Gespräch nachfragt: »Was hast Du gesagt? Ich habe dich nicht verstanden?« Da sind alle gleich aus dem Häuschen und denken darüber nach, ob Oma oder Opa vielleicht doch jetzt ein Hörgerät brauchen..

Wir sollten uns bewusst sein: Wenn jemand im Seniorenalter gelegentlich mal ein kleines Problem mit dem Hören hat, dann leidet er noch lange nicht an Schwerhörigkeit.

Die Ohren sind einfach kurzfristig überlastet.

Man muss in diesem Zusammenhang mit einem Irrtum aufräumen: Ein zeitweiser Hörverlust ist nicht ausschließlich eine Folge des Altwerdens, gegen den man nur ein Hörgerät einsetzen kann. Zahllose internationale Studien weisen nach: Hörprobleme können auch durch einen Mangel an Nährstoffen entstehen. Daher muss jeder darauf achten, dass er seinem Gehör vorbeugend genügend Vitalstoffe zuführt, damit wir so lange wie möglich gut hören können.

So lässt sich das Hörvermögen erhalten oder bessern:

▶ Mit der Zufuhr von Vitaminen lässt sich das Hörvermögen deutlich verbessern oder aber auch für lange Zeit optimal erhalten. Eine vitaminreiche, ausgewogene Ernährung ist enorm wichtig, um einer Schwerhörigkeit vorzubeugen oder gar zu verhindern..

▶ Wenn die Knochen im fortgeschrittenen Alter porös werden und zu wenig

Mineralstoffe enthalten, nennt man das Osteopenie. Ein Mangel an Vitamin D kann diese Osteopenie auch in den Gehörknöchelchen auslösen, was zu einem Gehörverlust, ja sogar zu Taubheit führen kann. Darum sollte man mit der Nahrung rechtzeitig Vitamin D aufnehmen, das in Pilzen, Fisch, Milchprodukten, Eiern und Vollkorngetreide enthalten ist. Und Sonne tanken, damit der Körper Vitamin D selbst produzieren kann.

► Unser Gehör erleidet durch Lärm weniger Schaden, wenn es regelmäßig mit Magnesium versorgt wird. Magnesium liefern uns Kürbiskerne, Mandeln, Walnüsse, Haselnüsse, Pellkartoffel, Erbsen, Bananen.

► Unser Gehör bleibt länger fit und vital, wenn es mit Vitamin B 12, Folsäure und dem Spurenelement Zink versorgt wird. B 12 liefern uns Hühnerleber, Forelle, Huhn, Joghurt und Sauerkraut sowie Sanddornsaft. Folsäure tanken wir aus Wurzel- und Grüngemüse. Zink ist in Fischen, Haferflocken, Linsen, Walnüssen und Hühnerherzen enthalten. Alle B-Vitamine sind wichtig für das Gehör.

► Wer möchte, dass sein Gehör lang gut bleibt, der sollte zu viel Salz, zu große Nahrungsmengen und zu viel Alkohol meiden. Das ist auch eine gute Vorbeugung gegen Tinnitus.

► Große Schäden in den Ohren kann Lärm verursachen. Meiden Sie zu laute Haushalt- und Gartengeräte. Und lassen Sie sich nicht den ganzen Tag vom Fernsehen und Radio berieseln. Besonders gefährlich sind zu laut gestellte MP-3-Musikplayer, die man ununterbrochen am Ohr hat.

► Hände weg vom Ohrreinigen mit Wattestäbchen. Damit schiebt man das Ohrenschmalz oft noch tiefer in den Gehörgang. Er wird verstopft und kann sich entzünden. Den Generalputz für das Ohr sollte besser der Arzt durchführen.

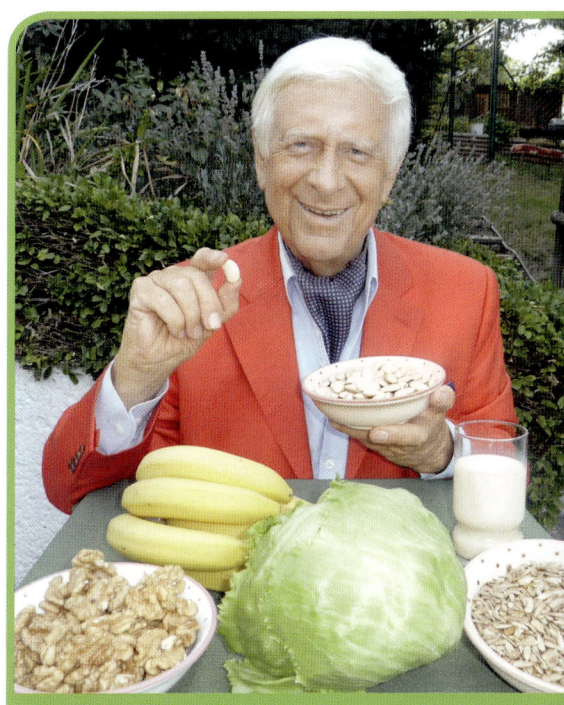

Unser Gehör bleibt, versorgt mit wichtigen Nährstoffen, lange leistungsstark. Dazu gehören u. a. Milchprodukte, Walnüsse, Haselnüsse, Mandeln und Sauerkraut.

Gehen: die wertvollste Bewegung für Senioren

»Leben ist Bewegung – Bewegung ist Leben!« Dieser alte Spruch soll uns daran erinnern, dass wir nicht dazu geboren sind, um den ganzen Tag zu sitzen oder zu stehen. Es ist enorm wichtig für Herz und Kreislauf sowie für den Stoffwechsel, dass wir uns bewegen. Das ist natürlich ein weit gedehnter Begriff. Unter Bewegung für die Gesundheit verstehen wir in erster Linie Radfahren, Schwimmen, Nordic Walking, Laufen, Golf und Tennis. Doch viele ältere Frauen und Männer können da nicht mithalten. Weil sie zu wenig Muskelkraft haben oder an einem chronischen Leiden laborieren. Die

wertvollste Bewegung für diese Senioren ist das Gehen, besser gesagt das Spazierengehen.

Zugegeben: Wenn man in einem Kurpark, auf einem Waldweg oder in der Stadt ältere Menschen langsam dahingehen sieht, dann denkt man vorerst nicht gleich an eine wertvolle und gesundheitsfördernde Bewegung. Eine wissenschaftliche Studie an der Universität von Taiwan sagt jedoch: Wenn ein älterer Mensch jeden Tag bloß 15 Minuten geht, kann er seine Lebenserwartung um bis zu drei Jahre verlängern. Für diese Erkenntnis wurden die Daten von mehr als 400.000 Menschen ausgewertet. Die Sport-Wissenschaftlerin Prof. Dr. Sylvia Titze von der Universität Graz in Österreich kann das bestätigen: »Wer bisher gar keine Bewegung gemacht hat, der profitiert tatsächlich bereits von 15 Minuten täglich!«

Frau Prof. Dr. Titze nennt die 15 Minuten »einen guten Start«. Sie ergänzt jedoch: »Will jemand allerdings seine Gesundheit mehr fördern, dann sind die Effekte bei 30 Minuten täglich viel besser.«

Ein Spaziergang durch die Stadt ist bereits ein wertvoller Beitrag für die Gesundheit.

Wer mit öffentlichen Verkehrsmitteln unterwegs ist, kann mit einem kleinen Trick die lebensverlängernde Bewegung durchführen. Einfach eine Station früher aus- oder einsteigen und diesen Weg moderat zu Fuß zurücklegen.

Das Wort »moderat« hat in den letzten Jahren, was die Bewegung betrifft, enorm an Bedeutung gewonnen. Früher war man der Meinung, man müsse sich beim Freizeitsport verausgaben, am Ende erschöpft sein und nach Atem ringen. Heute weiß man aus zahllosen Studien, dass das genau der falsche Weg ist. Man muss sich so bewegen, dass man mit Begleitern noch reden kann, ohne nach Luft zu schnappen.

Gut für die Gesundheit: Gehen oder Spazierengehen

▶ Eines betonen Sportmediziner: »Wer abends nach der Arbeit oder mittags oder am Nachmittag nach einem kleinen Schläfchen locker dahingeht, stärkt bereits Herz und Kreislauf, aktiviert den Stoffwechsel, macht fit im Kopf, beeinfluss positiv die Blutdruck-, Blutzucker- und Cholesterinwerte, verbessert aber auch die seelische Stimmung. Man hat beobachtet: Senioren, die sich niemals bewegen, die kaum die Wohnung verlassen, neigen zu Depressionen. Bewegungsmangel fördert aber auch den gefürchteten Knochenabbau Osteoporose sowie Wirbelsäulenbeschwerden.

▶ So ein gesundheitsfördernder Spaziergang darf zwar langsam durchgeführt werden, aber er muss zügig sein. Man darf nicht bei jedem Baum oder Schaufenster stehen bleiben. Das macht das Gehen wirkungslos.

▶ Außerdem gehört zu diesen 15 bis 30 Minuten Gehen ein gesunder Lebensstil: eine ausgewogene Ernährung, Verzicht auf Rauchen und übermäßigen Alkoholgenuss. Und man muss Spaß am Spazierengehen haben.

Nach diesen Erkenntnissen hat keiner mehr die Ausrede, dass er zu alt für die Bewegung ist. Spazierengehen kann nahezu jeder: vom Enkel bis zur Oma. Und schon allein damit kann man das Leben verlängern. Ein faszinierender Gedanke, der selbst Bewegungsmuffeln Mut machen sollte …

Die »dritten« Zähne: die wichtigsten Regeln dafür

Die wichtigste Aufgabe unserer Zähne ist das Zerkleinern und Zermahlen der Nahrung. Das Gebiss setzt den ersten Schritt im Verdauungsprozess. Wenn wir kaputte Zähne oder Zahnlücken haben, ist das nicht nur ein hässlicher Anblick, sondern auch eine Gefahr für die Gesundheit. Daher kommt für manchen von uns der Tag, an dem der Zahnarzt entscheidet: »Sie brauchen eine Zahnprothese!«

Die wichtigsten Regeln für den Umgang mit den «Dritten»:

- In den ersten Tagen muss man beim Tragen der Zahnprothese Geduld haben. Bei manchen dauert die Gewöhnung wenige Tage, bei anderen dauert es länger. Doch alle empfinden die Dritten vorerst als Fremdkörper. Die Zunge, die Lippen, der Gaumen: Sie alle müssen sich daran gewöhnen.
- Damit die Phase des Anpassens nicht zu lange dauert, sollten Sie die Zahnprothese Tag und Nacht tragen und nicht nur stundenweise. Nehmen Sie sie zwischendurch für eine Stunde heraus, damit sich das Zahnfleisch erholen kann.
- Beim Reden, beim Essen, beim Lachen hat man Angst, weil man keine Kontrolle über die Dritten hat. Diese Unsicherheit vergeht mit der Zeit.

Apropos Reden: Am Anfang kann es Sprachschwierigkeiten bei den Lauten s, sch, st und z geben. Dagegen hilft lautes Lesen. Machen Sie allein Sprechübungen. Üben Sie komplizierte Worte und Sätze wie etwa »Fischers Fritz fischt frische Fische«.

- Da bei den meisten Zahnprothesen der Gaumen bedeckt ist, ist oft das Geschmacksempfinden gestört, was eine Folge der thermischen Isolation ist. Das bringt beim Essen Enttäuschung. Keine Sorge: Der Geschmack kehrt mit der Zeit wieder zurück. Nehmen Sie in den ersten Tagen nur kleine Bissen in den Mund und kauen Sie mit den vorderen Zähnen. In dieser ersten Zeit sollten Sie auch nur weiche Mahlzeiten zu sich nehmen: Suppe, Püree, Teigwaren, Reis, Hackfleisch, Fisch, Huhn, zum Nachtisch Pudding, Joghurt oder Kompott.

- Wenn in den ersten Tagen Druckstellen am Zahnfleisch auftreten gibt es keinen Grund zur Beunruhigung. Sie verschwinden wieder. Wenn die Schmerzen allerdings nicht nachlassen, dann muss der Zahnarzt die Prothese korrigieren.
- Wenn der Speichel am Anfang nicht ausreicht, um den Dritten den nötigen Halt zu geben, kann man in der Eingewöhnungsphase eine Haftcreme verwenden, um die Prothese zu fixieren.
- Wer eine herausnehmbare Zahnprothese hat, muss sie gewissenhaft pflegen und reinigen. Auch die Dritten brauchen die Zahnbürste und eine gute Zahnpasta. Es gibt sogar spezielle Prothesenbürsten. Damit sollte man die Prothese nach jeder Mahlzeit unter fließendem Leitungswasser von Speiseresten befreien.
- Was viele nicht bedenken: Auch an der Zahnprothese lagern sich mit der Zeit Plaque und Zahnstein ab. Das ist wie bei den eigenen natürlichen Zähnen. Sehr sinnvoll ist es, die Prothese über Nacht in ein Glas mit lauwarmem Wasser zu legen und darin eine Reinigungstablette für Zahnprothesen aufzulösen. Das verhindert, dass sich schädliche Bakterien ablagern.

- Eine gute Lösung: Gehen Sie mit Ihrer Prothese zwei Mal im Jahr zum Zahnhygieniker. Es können sich bei mangelnder Pflege Bakterien, Viren und Pilze absetzen. Und die können im Mund Infektionen auslösen.
- Gehen Sie sorgsam mit den Dritten um. Sie können brechen, wenn sie auf eine harte Unterlage aufprallen. Sollte das passieren: Bitte nicht selbst kleben. Gehen Sie damit zu Ihrem Zahnarzt.
- Wenn Sie Zahnersatz brauchen, informieren Sie sich über Vorteile und Kosten von Implantaten, die natürlich weitaus mehr Sicherheit geben, aber erheblich teurer sind.

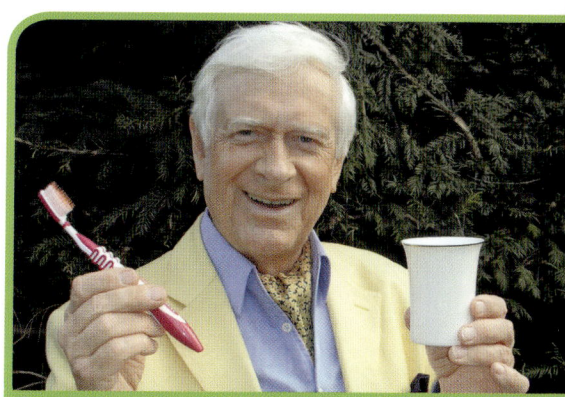

Auch eine Zahnprothese benötigt jeden Tag die Zahnbürste, eine spezielle weiche Prothesenbürste, eine gute Zahnpasta und einen Zahnbecher.

Kalte Ohren: sie können schnell krank machen

Wenn frostige Wintertage herrschen, müssen wir unser Immunsystem unterstützen und schützen. Dafür gibt es überaus bewährte und bekannte Maßnahmen, die uns vor der Kälte bewahren und Wärme liefern. Dazu gehören wasserfeste, bequeme Schuhe, damit die Füße nicht kalt werden. Dazu gehören aber auch eine warme Kopfbedeckung, am besten eine dicke Wollmütze, eine windfeste Jacke oder ein ebensolcher Mantel, aber auch ein flauschiger Schal. Das ist alles wunderbar. Doch eine wesentliche Schwachstelle wird in den meisten Fällen vergessen und unterschätzt. Das sind die Ohren.

Jeder wird das bestätigen: Kalte Ohren tun verdammt weh. Es kann in der Folge auch zu Erfrierungen kommen. Kalte Ohren sind eine große Gefahr fürs Krankwerden. Wenn in den Ohrgängen die Temperaturen sinken, können sich Viren und Bakterien ungehindert einen Weg ins Mittelohr, in die Stirnhöhle oder in die Nasennebenhöhlen bahnen. Es kommt dort dann ganz schnell zu schmerzhaften Entzündungen.

Das Schutz- und Hilfsprogamm an kalten Wintertagen für die Ohren

► Tragen Sie bei tiefen Temperaturen draußen eine dicke Wollmütze, die Sie tief in die Stirn und natürlich über die Ohren ziehen. Oder stülpen Sie eine warm gefütterte Kapuze von einem Mantel oder einer Jacke über die Ohren. Oder verwöhnen Sie die Ohren mit flauschigen Ohrenschützern.

► Gehen Sie nach der Haarwäsche nicht gleich ins Freie und sorgen Sie dafür, dass Haare,

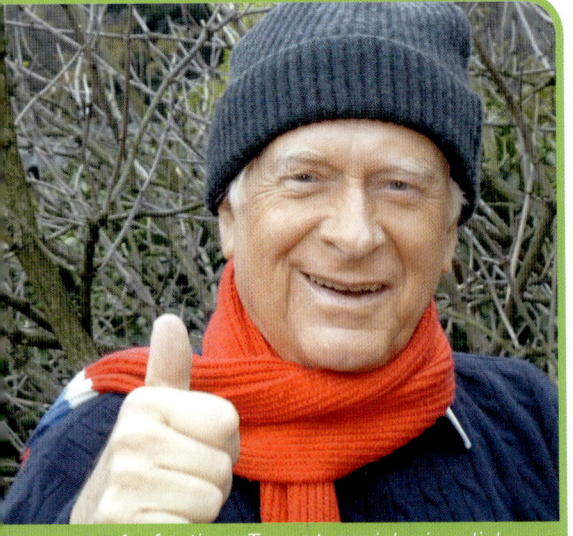

An frostigen Tagen trage ich eine dicke Wollmütze bis tief über die Ohren. Das ist eine wichtige Schutzmaßnahme für die Immunkraft im Gehörbereich!

Kopfhaut und Ohren trocken und warm sind. Hier leistet ein Haarföhn – nicht zu heiß eingestellt – gute Dienste. Dasselbe gilt nach einem Saunabesuch, einer Sitzung in der Infrarot-Kabine, nach einer Dusche oder einem Wannenbad.

► Tragen Sie an eiskalten Tagen keinen Ohrschmuck. Das Metall nimmt die Kälte auf und leitet sie ins Ohrinnere. Die Ohren kühlen dann besonders schnell aus und können sich nicht gegen Viren und Bakterien wehren.

► Viele ältere Leute schieben sich Watte in die Ohren. Das ist eine ganz schlechte Wärmemethode. Kaum hat man Watte als Kälteschutz in die Ohren gestopft, wird die Durchlüftung des Gehörganges blockiert. Durch die mangelnde Belüftung entsteht ein feuchtwarmes Milieu. Und genau das macht Krankheitserreger voll aktiv. Die Folge: es kann zu Entzündungen kommen.

► Nicht nur die Ohren, auch etwaige Hörgeräte sollte man warm und trocken halten. Es gibt heute bereits Ohrenschützer, die freien Raum für ein Hörgerät mit einbe-

rechnet haben. Die Kälte verkürzt übrigens die Haltbarkeit des Hörgerätes. Eine Ablage auf der Heizung ist aber auch nicht empfehlenswert, dort geht es kaputt.

► Wenn die Ohren draußen kalt gefroren sind, sollte man sie daheim schonend behandeln. Da hat sich der Zwiebelwickel aus Großmutters Zeiten bewährt: Eine rohe Zwiebel wird geschält und in kleine Würfel geschnitten. Diese werden erwärmt, in ein kleines Leinentuch eingewickelt und dann auf das schmerzende Ohr gelegt. Eine Stunde einwirken lassen. Hilft das nicht, dann ab zum Arzt.

► Zur Verbesserung der Durchblutung im Ohrbereich hat sich der Konsum von 4 Knoblauchzehen bewährt. Am besten in dünne Scheiben schneiden und auf eine Schnitte Vollkornbrot mit wenig Butter legen und verzehren. Auch Ingwertee fördert eine optimale Durchblutung und damit Erwärmung im Ohrbereich.

Vergessen Sie also bitte nie die Ohren. Nur wenn diese angenehm warm sind, funktioniert in diesem Bereich das natürliche, körpereigene Abwehrsystem.

Sturzgefahr im Winter:
so stärken Sie Ihr Gleichgewicht

Haben Sie das auch schon erlebt? Sie gehen einen gewohnten Weg in der Wohnung oder im Garten, und plötzlich spüren Sie eine große Unsicherheit in den Beinen, bekommen Angst. Besonders beim Treppensteigen kann das passieren. Die Sorge ist berechtigt, denn speziell im fortgeschrittenen Altern kann ein Sturz mit einem Oberschenkelhalsbruch oder mit einem gebrochenen Handgelenk enden. Jeder Dritte über 65 in Deutschland stürzt einmal im Jahr. Dem kann man vorbeugen. Alle in diesem Alter sollten deshalb jeden Tag ihr Gleichgewicht trainieren und verbessern.

In reiferen Jahren gibt es oft Probleme mit dem Gleichgewicht: Die Muskelkraft sowie die Beweglichkeit der Gelenke lassen nach. Außerdem nimmt die Sehkraft ab. Dazu kommen oft Nervenschäden in den Beinen.

Mit einem gezielten Programm das Gleichgewicht stärken

- ▶ Sie dürfen nicht allzu viel sitzen. Je mehr Sie sich bewegen und das Treppensteigen trainieren, desto sicherer wird Ihr Gang.
- ▶ Versuchen Sie darüber hinaus, gleich am Morgen nach dem Aufstehen neben dem Bett auf den Zehenspitzen auf und ab zu wippen, am besten 50 Mal.
- ▶ Wenn Sie die Zähne putzen oder eine Arbeit am Küchentisch erledigen, dann versuchen Sie, dabei auf einem Bein zu stehen, zuerst auf dem rechten, dann auf dem linken. Und machen Sie dabei vorsichtig Kniebeugen.
- ▶ Zeichnen Sie mit Kreide einen Strich auf den Boden und gehen Sie nun genau auf diesem Strich. Sie müssen dabei einen Fuß exakt vor den anderen setzen, damit Sie auf der Linie bleiben. Man nennt das den Gänseschritt.
- ▶ Erheben Sie sich aus der Sitzposition auf einem Stuhl und setzen Sie sich wieder hin. Dieses Aufstehen und Hinsetzen sollte aber ohne Zuhilfenahme der Hände geschehen. Es kann nichts passieren: Der Stuhl fängt sie auf, wenn Sie die Balance verlieren.

▶ Stehen Sie auf einem Bein, breiten Sie die Arme aus und bemühen Sie sich, zuerst beide Arme, dann einen Arm kreisen zu lassen.

▶ Stellen Sie sich aufrecht hin, breiten Sie ihre Arme seitlich aus und gehen Sie ein Stück, ohne auf den Boden zu schauen. Sie müssen natürlich vorher genau prüfen, dass auf dem Weg kein Hindernis liegt. Die Übung macht man am besten in der Wohnung.

▶ Eine sehr wichtige Übung ist das Marschieren im Stand. Stellen Sie sich aufrecht hin, und heben Sie die Knie bis in Hüfthöhe. So gehen Sie, ohne sich vorwärts zu bewegen, drei Minuten lang. Wenn Sie das gut können und sich dabei sicher fühlen, dann wiederholen Sie die Übung mit geschlossenen Augen.

▶ Suchen Sie in Ihrer Nähe eine Gasse mit alten Pflastersteinen und gehen Sie auf diesem Pflaster zwei bis drei Mal die Woche eine halbe Stunde hin und her. Chinesische Forscher haben herausgefunden, dass gesunde Frauen und Männer zwischen 60 und 92 Jahren auf diese Weise das Balan-

cegefühl deutlich fördern und verbessern können.

▶ Eine weitere sehr wichtige Übung: Stellen Sie sich aufrecht hin, brei-

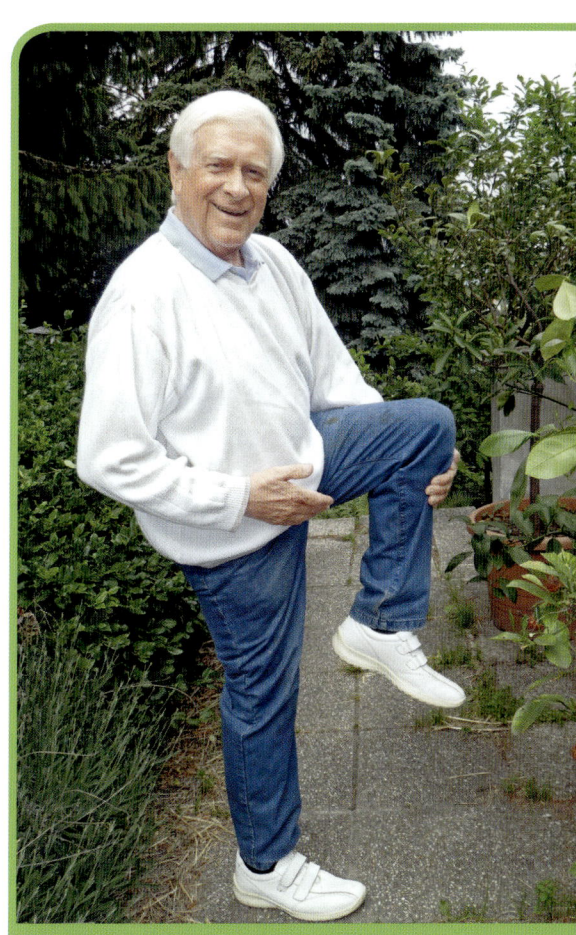

Balance trainieren: Aufrecht stehen, Arme weit ausbreiten, ein Bein mit angewinkeltem Oberschenkel anheben und halten.

ten Sie die Arme seitlich aus und heben Sie nun ein Bein so hoch, dass Ober- und Unterschenkel einen rechten Winkel bilden. Zählen Sie dabei, bis wie lange Sie in dieser Haltung verharren können. Zuerst mit offenen, dann mit geschlossenen Augen. Wenn Sie das zwei Minuten durchhalten, dann haben Sie ein intaktes Gleichgewicht.

Mit all diesen Übungen können Sie Ihr Gleichgewicht enorm stärken und sich vor unliebsamen Stürzen schützen. Sie bekommen einen festen Schritt, eine sichere Körperhaltung und tun obendrein etwas zur Erhaltung der Muskelkraft, was speziell im Alter wichtig fürs Jungbleiben ist.

Kreuzschmerzen: so gehen Sie richtig damit um

Vermutlich hat das schon jeder einmal erlebt: Man erledigt den großen Wohnungsputz oder räumt den Keller auf, hebt möglicherweise schwere Kisten, räumt unhandliche Möbel zur Seite. Danach machen sich starke Kreuzschmerzen bemerkbar und man kann kaum aufrecht gehen. Grundsätzlich muss man sagen: Rund 90 Prozent der Kreuzschmerzen sind unkompliziert und nicht gefährlich. Das ist vor allem dann der Fall, wenn sie nicht in ein Bein ausstrahlen. Es gibt nun zwei Gruppen von Betroffenen: Die einen greifen – ohne den Arzt zu fragen –, zu einem

Schmerzmittel und vergessen, dass diese durchaus lindernden Tabletten, wenn sie lange Zeit eingenommen wird, unerwünschte Nebenwirkungen hat. Außerdem betäubt man bloß den Schmerz und verändert nichts an dem Krankengeschehen.

Die anderen legen sich hin und wollen sich schonen. Beide Verhaltensweisen sind falsch und helfen nicht, die Kreuzschmerzen in den Griff zu bekommen. Man muss richtig mit ihnen umgehen. Sonst besteht die Gefahr, dass sie chronisch werden.

Tipps für falsches, aber auch richtiges Verhalten bei Kreuzschmerzen

► Legen Sie sich auf keinen Fall für längere Zeit ins Bett. Gehen Sie weiter ihren gewohnten Alltagsaktivitäten nach. Nur nicht ruhen!
► Wenn Sie schnell etwas gegen die Schmerzen tun wollen, dann ziehen Sie ein Schmerzpflaster den Tabletten vor.
► Versorgen Sie den schmerzenden Rücken mit Wärme. Legen Sie eine mit sehr warmen Wasser gefüllte Wärmflasche ins Kreuz. Eine noch gleichmäßigere Wärme spendet ein Kartoffelsack, ein uraltes Hausmittel, das auf dem Land heute noch eingesetzt wird. Bereiten Sie ein Kilo Pellkartoffel zu, schälen und zerdrücken Sie diese mit einer Gabel und füllen Sie die sehr warme Kartoffelmasse in einen Leinensack. Den legen Sie sich ins Kreuz. Sie können auch ein Kirschkernkissen verwenden, das zuvor im Backofen erwärmt wurde. Vorsicht: Wärmflasche, Kartoffelsack und Kirschkernkissen dürfen nicht zu heiß sein, um Hautverbrennungen zu vermeiden.

Auch warme Wannenbäder mit Rosmarinextrakt können gegen Kreuzschmerzen eingesetzt werden und hilfreich sein.
► Machen Sie einfache Entspannungsübungen. Eine, die sich besonders bewährt hat: Stellen Sie sich locker hin, soweit es geht, heben Sie die Arme hoch, legen Sie die Handflächen beider Hände hinten an den Nacken und drücken Sie die Ellenbogen soweit es geht nach hinten. Gleichzeitig kneifen Sie beide Pobacken zusammen und lassen wieder locker. Wiederholen Sie das ununterbrochen. Anspannen, locker lassen, anspannen, locker lassen. Wenn Sie Glück haben, sind allein schon dadurch die Kreuzschmerzen danach weg oder zumindest stark gelindert.

Die Frage ist: Wie kommt es zu den Kreuzschmerzen? Was passiert da im Körper? Die häufigste Ursache ist eine gewaltige Verspannung. Sobald jemand Stress hat, schwere, rückenbelastende Arbeit verrichtet oder seine Wirbelsäule der Kälte aussetzt, kann so eine Verkrampfung auftreten und Kreuzschmerzen auslösen Auch eine seelische Belastung kann sie auslösen.

Für alle, die schon mehrmals von solchen Beschwerden betroffen waren, ist wichtig zu wissen: Wie lassen sie sich verhindern? Was kann man vorbeugend tun, damit sie erst gar nicht auftreten?

Da gibt es eine ganze Liste von Maßnahmen: Treiben Sie Sport, damit Sie fit bleiben. Sitzen Sie nicht zu viel. Stehen Sie zwischendurch immer wieder auf. Schlafen Sie auf einer Gesundheitsmatratze. Bemühen Sie sich, Probleme rasch zu lösen. Damit sparen Sie sich Kreuzschmerzen, die durch Sorgen und Ängste entstehen können. Und schützen Sie in der kalten Jahreszeit Ihren Körper durch warme Kleidung. Rückenschmerzen treten häufig auf, wenn man nachts zu lange abgedeckt liegt und im Schlaf der Kälte ausgesetzt ist.

Und noch etwas: Achten Sie darauf, dass Sie sich möglichst oft wohlfühlen und dass Sie zufrieden durchs Leben gehen. Auch das ist ein guter Schutz vor Kreuzschmerzen.

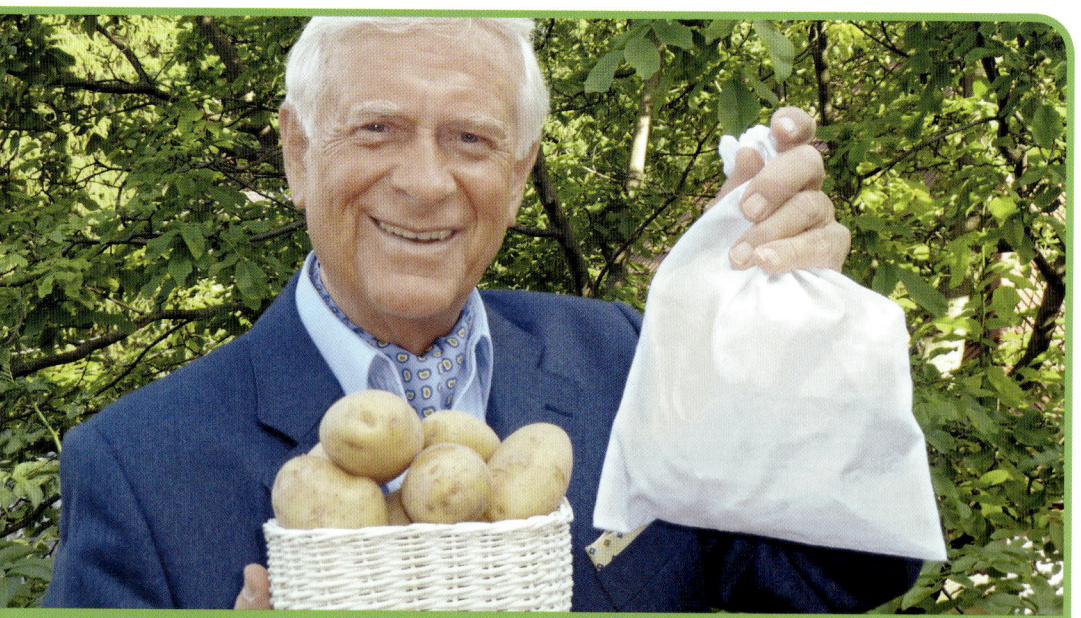

Nach meiner Erfahrung ist der Kartoffelsack ein guter Wärmespender im Kampf gegen Kreuzschmerzen.

Schönheitsgeheimnisse von Oma auch heute nutzen

Auch unsere Omas und Uromas wollten attraktiv und jung aussehen. Da die Kosmetik damals noch in den Kinderschuhen steckte, hatten die Frauen doch ihre geheimen Rezepte gegen Fältchen und Falten, gegen entzündete Haut, gegen Narben, Schuppen und vielem mehr. Etliche Rezepte aus dieser Zeit sind heute noch erhalten und können auch jetzt mit so manchem modernen Schönheitsmittel mithalten.

Alte Schönheitsmittel – immer noch anwendbar

▶ Zum Straffen der Haut haben die Frauen in den Zwanzigerjahren des vergangenen Jahrhunderts eine Mehlmaske angelegt. Mehl, Wasser und ein paar Tropfen Olivenöl wurden zu einem dicken Brei verrührt. Der wurde für 20 Minuten aufs Gesicht aufgetragen, dann wieder abgewaschen. Die Mehlmaske strafft das Gesicht und reguliert den Feuchtigkeitshaushalt der Haut.

▶ Ein altes Rezept, über das heute viel geschmunzelt wird: Dünne Scheiben einer rohen Salatgurke werden auf das Gesicht gelegt. Die Haut saugt das Gurkenwasser gierig auf, das randvoll mit Vitalstoffen ist. Die Gurkenmaske wird auch heute noch oft ge-

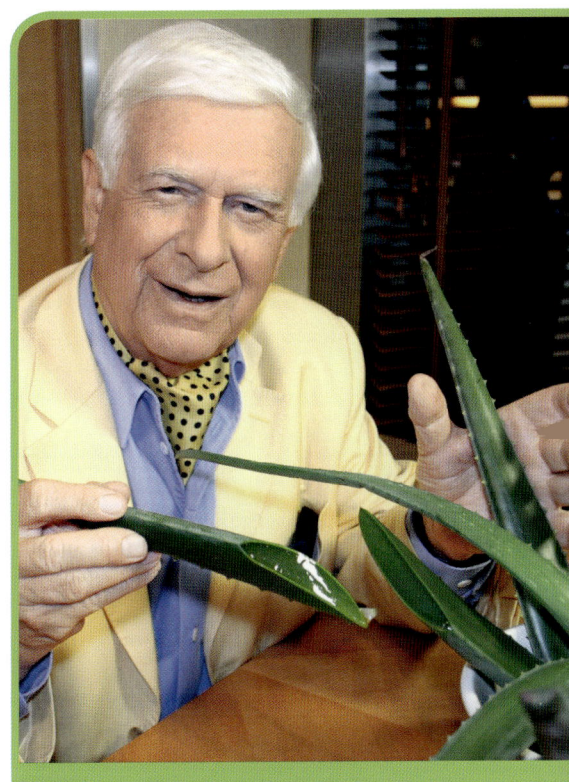

Eine solche Aloe-vera-Pflanze gab es früher als Schönheitsmittel und zur Heilung von Hautschäden in fast jedem Haushalt.

nutzt, um die Haut elastisch und jung zu erhalten.

▶ Wenn Oma oder Uroma unter Schweißattacken im Gesicht litten, dann bekämpften sie den mit Salbeitee. Der Tee wurde lauwarm mit einem Frotteewaschlappen auf die Gesichtshaut aufgetragen.

▶ Gegen unreine Haut kämpfte man recht erfolgreich mit Gesichtsdampfbädern. Man vertraute mit Recht der reinigenden Kraft vom Kamillentee. Der heiße Tee im Topf wurde auf einem Tisch platziert, damit Oma ihr Gesicht zehn Minuten über den aufsteigenden Dampf halten konnte. Die hautpflegende Wirkung ist auf das Bisabolol aus der Kamille zurückzuführen. Und so wird der Tee zubereitet: Vier bis fünf gehäufte Esslöffel Kamillenblüten in einem Topf mit einem Liter kochendem Wasser übergießen, zehn Minuten zugedeckt ziehen lassen. Nicht durchseihen.

▶ Früher hatte man am Fensterbrett oft drei bis vier Töpfe mit je einer Aloe vera Barbadensis stehen. Gab es auf der Haut eine Verletzung, eine hartnäckige Narbe, die nicht ausheilen konnte, oder war die Haut gereizt und rau, dann schnitt man ein Stück von einem Blatt der Aloe vera, schälte es und rieb die Haut mit dem Gel ein. Heute wird Aloe vera bei Verbrennungen und bei Hautschäden auch in der Schulmedizin angewendet. Die Aloe vera ist somit als moderne Naturarznei anerkannt.

▶ Gegen Schuppen im Haar massierten die Frauen früher Rosmarinöl in die Kopfhaut.

▶ Gegen blaue Flecken auf der Haut hat Oma einen Tee aus Arnika zubereitet und die Flecken damit sanft eingerieben. Arnikatinktur hat man bei rissiger Haut einmassiert. Manche hatten mehr Erfolg mit einer Ringelblumensalbe.

▶ Bei trockener, rissiger Haut haben Frauen im Alter zwischen 60 und 70 Jahren hilfreiche Salben aus dem Extrakt der Blätter des Hamamelisbaumes aufgetragen. Hamameliswasser ist in Apotheken erhältlich.

▶ Für den Erhalt einer jugendlichen Haut setzte man immer schon pflanzliche Fette wie Olivenöl. Rizinusöl, Erdnussöl, Ziegenbutter und Kokosfett ein. Damals gab es auch viele Cremes und Salben aus Ziegenbutter. Anwendungen damit zeigen auch heute positive Wirkungen.

▶ Wer sich in vergangenen Zeiten kein sündteures Parfum leisten konnte, der bereitete Rosenschmalz zu: Man füllte in ein Einmachglas Schmalz und belegt es ganz dick mit mehreren Schichten frischer Rosenblätter. Diese gaben den Duft an das Schmalz ab. Und das massierte man dann in die Haut. Rosenschmalz lässt die Haut duften, glättet einen spröden Teint und zaubert kleine, feine, beginnende Fältchen weg.

▶ Für eine bessere Durchblutung der Haut stieg man früher für 20 Minuten in ein Wannenbad, dem man zwei Liter Rosmarintee zugefügt hatte. Probieren Sie das auch einmal aus.

Länger jünger aussehen: kleine Tricks mit großer Wirkung

Vor allem Frauen, die in die Jahre kommen, wünschen sich so lange wie möglich jünger auszusehen. Das ist keine unerfüllbare Sehnsucht. Man muss dafür allerdings einiges tun. Im Grunde genommen aber auch wieder nicht so viel. Denn mit mit kleinen Tricks lässt sich oft eine große Wirkung erzielen.

Die größten Feinde des Alterns sind die Falten im Gesicht und am Hals. Im Laufe der Jahre verlieren die Kollagenfasern unserer Haut an Spannkraft. Die Regenerationsfähigkeit der Hautzellen lässt nach. Die Aktivität der Schweiß- und Talgdrüsen ist reduziert. Die Haut wird trocken und schlaff. Die Bildung von Fältchen und Falten wird gefördert.

Das Problem dabei: Diese Falten graben sich im Laufe der Zeit immer tiefer in die Haut ein. Diese Linien im Gesicht und am Hals machen alt. Daher muss man rechtzeitig beginnen, dagegen zu steuern. Trotzdem ist es nie zu spät, etwas fürs Jungbleiben der Haut zu tun.

Und so kann man ersten Falten zielführend entgegen wirken. Die gute Nachricht dabei: Nicht jede

Falte bleibt für ewig im Gesicht. Es gibt oberflächliche Falten, welche durch einen Mangel an Feuchtigkeit in den oberen Hautschichten entstehen. Diese Trockenheitsfalten kann man mit reichlich Wassertrinken und mit speziellen Cremes wegbringen. Dabei spielt die Hyaluronsäure eine wichtige Rolle.

Andere unschöne Fältchen bilden sich durch Veränderungen der Kollagenfasern und der Elastinfasern in der reifen Haut. Dagegen setzt man in der Kosmetik die Vitamine C und E, aber auch Retinol und Fruchtsäurecremes ein.

Manche Frauen fürchten, dass sie sich für eine Botox-Spritze oder eine Schönheitsoperation entscheiden müssen. Das ist nicht nur teuer und unter Umständen schädlich, sondern auch nicht nötig. Weitaus wichtiger ist eine regelmäßige sorgsame Reinigung der Haut und ständiges Pflegen mit hochwertigen Cremes. Und schützen Sie die Haut vor zu viel UV-Strahlen der Sonne.

Forscher der amerikanischen Gesellschaft für Ernährung sind zu dem Ergebnis gekommen, dass die richtige Hautpflege fürs Jungbleiben bereits beim Einkaufen der Lebensmittel im Supermarkt beginnt.

Folgende Naturprodukte sollten der Haut zuliebe jede Woche auf dem Speiseplan stehen

▶ Süßkartoffeln enthalten reichlich Betacarotin. Das schützt vor organischen Hautschäden. Da das Betacarotin fettlöslich ist, müssen die Süßkartoffel mit etwas Butter

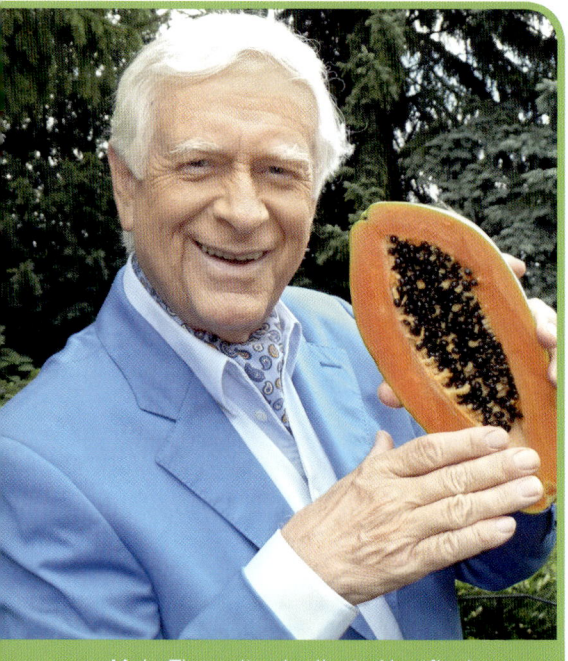

Mein Tipp: altersbedingte Hautflecken mit einer Mischung aus reifer Papaya und Zitronensaft aufhellen.

oder hochwertigem Pflanzenöl zubereitet werden.

▶ Omega-3-Fettsäuren beugen der Faltenbildung vor und regenerieren die Aktivität der Hautporen. Pflanzenöle, Nüsse und Fisch liefern sie.

▶ Sonnenblumenkerne sind eine hervorragende Quelle für Vitamin E, denn es bremst den Alterungsprozess der Hautzellen. Kauen Sie die Sonnenblumenkerne mit Rosinen. Damit tankt man konzentrierte Vitalstoffe aus den Trauben, die als Jungbrunnen wirken.

▶ Alle Früchte, die reichlich Vitamin C enthalten, arbeiten am Jungbleiben der Haut, weil Vitamin C wichtig für die Kollagenbildung ist. Das Kollagen hält die Haut elastisch.

▶ Da Entzündungen die Haut altern lassen, sollte man sie verhindern. Das kann man mit dem Trinken von Grünem Tee. Die schützenden Phenolstoffe wirken Entzündungen entgegen.

▶ Auch der häufige Genuss von reifen Ananas ist eine sinnvolle Anti-Aging-Aktion für die Haut.

Ein Problem für viele Frauen im reiferen Alter sind die Pigmentflecken.

Einfache Tricks aus der Natur gegen Altersflecken

▶ Reiben Sie über einen längeren Zeitraum hinweg die Flecken auf der Haut immer wieder mit einem Stück Fruchtfleisch einer reifen Papaya ein.

▶ Bremsen Sie die Oxydation der Haut, indem Sie die betreffende Stelle mit Zitronensaft einreiben.

▶ Oder massieren Sie wiederholt das trockene Pulver vom Vulkangestein Zeolith aus der Apotheke in die Haut ein.

Cholesterin: die richtige Nahrung kann vor zu hohen Werten schützen

Erfreulicherweise weiß das bereits fast jeder: Erhöhte oder gar zu hohe Cholesterinwerte sind gefährlich. Das Risiko für einen Herzinfarkt ist relativ hoch. Es gibt zwei Ursachen: entweder kommt es zum hohen Cholesterin durch falsche Ernährung und durch einen ungesunden Lebensstil oder wegen einer genetisch bedingten Veranlagung dafür. Beide Gruppen sind cholesteringefährdet. Man kann in beiden Fällen über die Ernährung viel Positives erreichen und sich mit der richtigen Nahrung vor zu hohem Cholesterin schützen.

Meine Tipps für Cholesteringefährdete

▶ Alle Gemüsesorten sind erlaubt. Egal, ob roh oder gekocht. Am besten im Dampfgarer zubereitet. Verwenden Sie nur Bio-Tiefkühlgemüse, ebenfalls dampfgegart. Geben Sie kaltgepresstes Olivenöl kurz vor dem Servieren darüber. Auch Rapsöl ist sehr gut geeignet. Ein klassischer Cholesterinsenker ist Kopfsalat, gut gekaut. Die hohe Ballaststoffmenge nimmt bei dem Weg durch den Darm Gifte, Schadstoffe, aber auch Gallensäure mit. Das zwingt die Leber, sofort neue Gallensäure zu produzieren und die braucht dafür körpereigenes – Cholesterin. Ein segensreicher Mechanismus, der auch mit Kürbisgemüse genauso funktioniert.

▶ Auch Vollkornbrot bildet im Darm, wenn man genügend Flüssigkeit aufnimmt, eine riesige Ballaststoffmenge. Und auch hier wieder wird vom Speisebrei Gallensäure abtransportiert. Als cholesteringefährdeter Mensch greifen Sie vorrangig zu Vollkornbrot, Roggenbrot oder Vollkorn-Toastbrot.

▶ Wenn Sie den Tag gern mit einem Müsli beginnen: Bitte ohne Zucker. Süßen Sie mit klein gehackten Trockenfrüchten.

▶ Vom Obst dürfen Sie alles verzehren, auch Kompott oder Mus sind erlaubt.

▶ Von den Milchprodukten sind Buttermilch, Molke, Quark mit

Kräutern empfehlenswert. Verzichten Sie auf Fruchtjoghurt. Greifen Sie zu Naturjoghurt und mischen Sie frische, klein geschnittene Früchte dazu. Im Eissalon greifen Sie zum Fruchteis.

Das hat weniger Kilokalorien als Speiseeis aus Milch und Schlagsahne.

▶ Wählen Sie für das Hauptgericht nur mageres Fleisch, vorrangig Huhn, Pute oder Fisch.

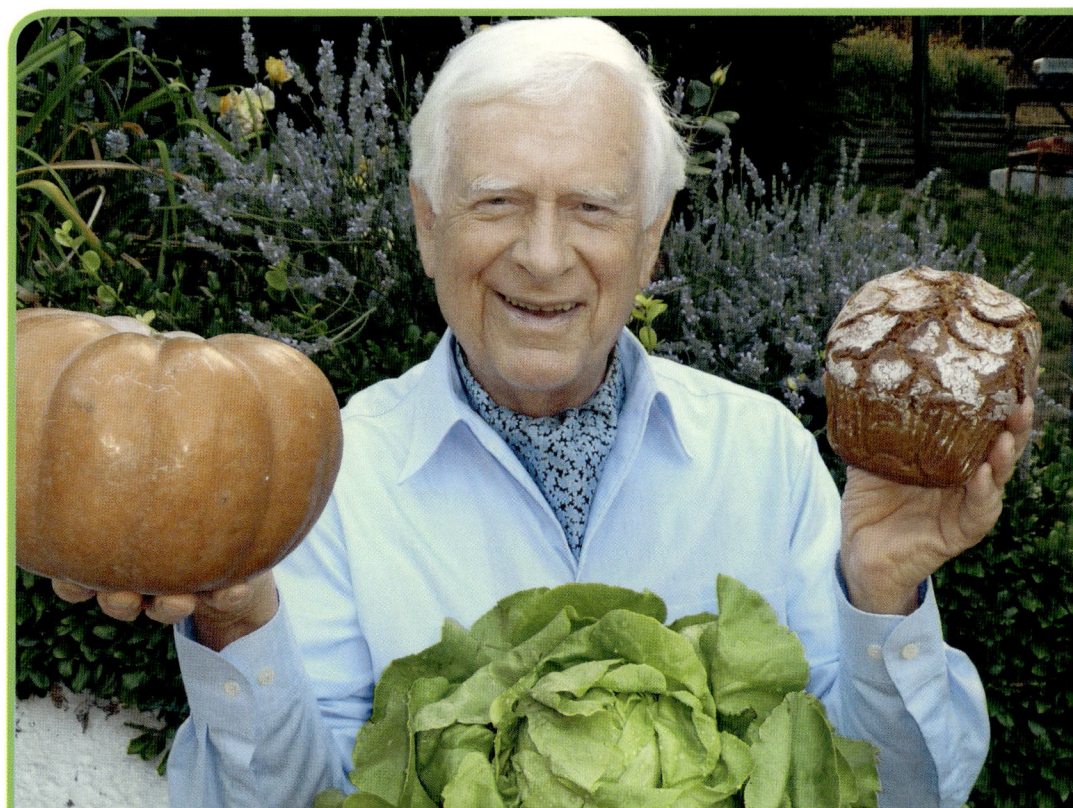

Hier zeige ich klassische Cholesterinsenker aus dem täglichen Nahrungsmittelangebot: Kopfsalat, Vollkornbrot und Kürbis.

- Gute Beilagen sind Pellkartoffeln, Vollwertreis, Vollkornteigwaren.
- Gewürze und Küchenkräuter können Sie nach Lust und Laune wählen.
- Ideales Getränk ist Wasser mit ein wenig frisch gepresstem Zitronensaft.

Was Sie bei hohen Cholesterinwerten besser meiden sollten

- Verzichten Sie auf Weißbrot, Baguette oder Weißmehlgebäck.
- Hände weg von Pommes frites aus triefendem Fett. Hände weg von Kroketten.
- Verzichten Sie auf Fertigprodukte, die mit Fett, Rahm oder Sahne zubereitet sind.
- Gehen Sie sparsam mit fettreichen Käsesorten um. Und bauen Sie in Ihren Speiseplan weder Schlagsahne, Saure Sahne noch Creme fraîche ein.
- Alle Wurstsorten sollten für Sie tabu sein, weil sie sehr fetthaltig sind. Die fetteste Wurst ist die Salami, gefolgt von der Mettwurst und der Leberstreichwurst.
- Gehen Sie sparsam mit Meeresfrüchten, Schal- und Krustentieren um.
- Streichen Sie eventuelle Lieblingsgenüsse wie Nuss-Nougat-Creme, Marzipan, Creme-Torten, Chips, sämtliche Desserts mit geschlagener Sahne.
- Greifen Sie niemals zu Schweineschmalz, Frittierfett oder Erdnussbutter. Auch auf Speck sollten Sie verzichten.
- Meiden Sie im Supermarkt fertige Salatdressings, Dips oder Gewürzsaucen.
- Löschen Sie den Durst auf keinen Fall mit zuckerreichen Limos. Und trinken Sie möglichst wenig Alkohol.

Muskelschmerzen:
so können sie verhindert werden

Muskelschmerzen sind ein weit verbreitetes Problem bei Menschen über 55. Dazu gehören der Muskelkater und verschiedene Muskelkrämpfe, allen voran der Wadenkrampf. Keine lebensbedrohende Beschwerden, aber sehr unangenehm und schmerzhaft. Es muss daher jeder von uns bemüht sein, Muskelschmerzen zu verhindern. Dafür gibt es einen einzigen Weg: Die Muskeln müssen trainiert werden. Das ist zugleich auch ein Anti-Aging-Effekt. Jüngste Studien haben nämlich bewiesen: Das Altern beginnt in den Muskeln. Daher ist jede Art von Muskeltraining auch ein Jungbrunnen.

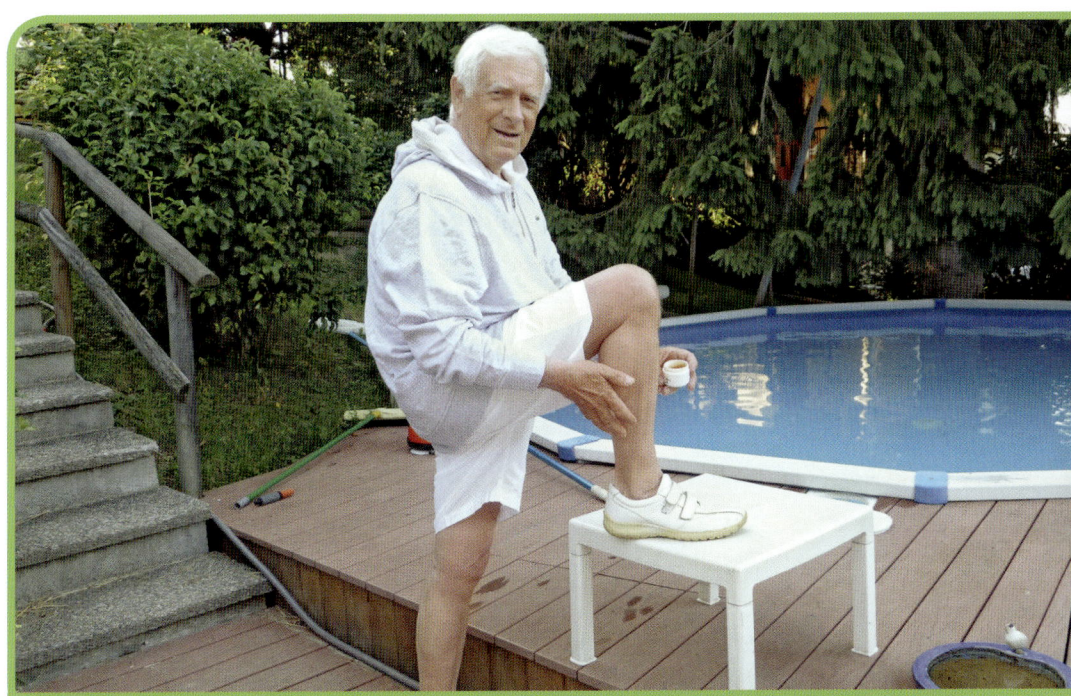

Mein Tipp: Muskelschmerzen können durch Schwimmen, flottes Gehen und dem Einmassieren kühlender Salben verhindert und bekämpft werden.

Was im Körper bei Muskelschmerzen passiert

▶ Zum Muskelkater kommt es, wenn man beim Freizeitsport oder bei der Gartenarbeit übertrieben hat. In den betroffenen Muskeln hat sich zu viel Milchsäure gebildet. Und in den Muskelfasern sind kleinste Risse entstanden. Dadurch kommt es zu einer lokalen Entzündung und Schwellung.

▶ Der Muskelkrampf entsteht, wenn sich der Muskel zusammenzieht, aber nicht mehr entspannen kann. Es gelangt nicht genügend Blut in den Muskel. Die Ursache dafür können ein Mangel an Zuckervorräten, an Sauerstoff und am Mineralstoff Magnesium sein.

So kann man Muskelschmerzen vorbeugen

▶ Beim Gehen und Laufen bewegen wir rund 70 Prozent der gesamten Muskelmasse. Daher besteht ein richtiges Training in erster Linie aus Bewegung und zwar mindestens 30 Minuten täglich. Das sollte zu einer lieben Gewohnheit werden wie das Duschen oder Zähneputzen. Damit verbessern Sie den Stoffwechsel in den Muskeln. Das Tempo beim Gehen und Laufen stimmt, wenn Sie sich dabei mit einem Partner normal unterhalten können und nicht keuchen müssen. Wenn Sie sich daran halten, werden Sie wohl nie mehr einen Muskelkater bekommen. Außer Gehen und Laufen gehören noch Radfahren und Schwimmen zum richtigen Muskeltraining hinzu.

▶ Einen Muskelkrampf kann man verhindern, wenn man auf eine gute Versorgung mit Magnesium achtet. Das heißt laut Weltgesundheitsorganisation: Wer zu Muskelkrämpfen neigt, benötigt täglich 300 bis 400 Milligramm davon.

Die wichtigsten Maßnahmen, die man bei Muskelschmerzen einsetzen sollte

- Unterbrechen Sie sofort jegliche Bewegung, bis die Beschwerden vorbei sind. Dann aber gehen Sie schonend mit dem Muskel um.
- Wenn Sie einen Muskelkrampf bekommen, dann massieren Sie den Knoten, den Sie im Muskel verspüren.
- Kühlen Sie schmerzende Muskeln. Mit einem kalten Umschlag oder einer Dusche, lokal und mit kaltem Wasser, lassen sich Muskelschäden möglichst klein halten. Die Kälte zieht nämlich die Blutgefäße zusammen, wodurch der Entzündungsherd begrenzt wird. Außerdem betäubt Kälte die Haut und lindert Schmerzen.
- Meiden Sie Wärme. Nur Kälte kann Muskelschmerzen reduzieren. Wärme verstärkt den Muskelkater und Verspannungen in den ersten 24 Stunden. Wärme erhöht die Blutzirkulation in den Schmerzbereichen und verstärkt den Schmerz, was vielen nicht bewusst ist. Daher: keine warmen Bäder, kein Saunabesuch.

- Wenden Sie Salben an, die Entzündungen hemmen und bekämpfen. Sie haben sich sowohl beim Muskelkater als bei Muskelkrämpfen bewährt. Greifen Sie zu Salben oder Gels aus der Apotheke, die nicht fetten und die Haut nicht reizen. Sie können die Wirkung noch verstärken, wenn Sie Salben und Gels vor der Anwendung in den Kühlschrank legen.
- Wenn trotz fachgerechter Massage die Muskelschmerzen nach zwei Tagen schlimmer werden. Keine Sorge: Das ist normal.
- Gehen Sie Schwimmen. Das ist ein wunderbares Mittel gegen Muskelbeschwerden. Die Schwimmbewegung trägt zur Lockerung der Muskeln bei.
- Trinken Sie jeden Tag eineinhalb Liter Wasser oder ungesüßten Kräutertee. Ein häufiger Grund für Muskelschmerzen ist eine Unterversorgung mit Flüssigkeit. Das ist ganz speziell im Sommer zu beachten. Ein Geheimtipp: Trinken Sie einige Tage jeden Morgen ein Glas Kirschsaft.

Die Sonne: die Flucht vor ihr kann gefährlich werden

Sie haben das ganz sicher auch schon beobachtet: Ein wunderschöner Sommertag macht uns allen Freude. Die Sonne strahlt von einem azurblauen Himmel. Im Laufe des Tages wird es richtig heiß. Und da fällt auf: Auf den Straßen, in den Parks, vor dem Supermarkt , nirgends sieht man Frauen über 60. Sie sind vor der Sonne und vor der Hitze geflohen. Sie haben sich an diesem traumhaft schönen Sommertag in ihre Wohnungen zurückgezogen, haben dort Jalousien herunter gelassen, die Vorhänge zu-

Genießen Sie, wie ich, die Sonne im Gesicht, wann immer sie scheint.

gezogen, warten dort, bis die Sonne untergegangen ist. Ein gefährliches Ritual.

Der Umgang mit der Sonne ist ein überaus heikles Thema. Auf der einen Seite sind die UV-Strahlen der Sonne schädlich für unsere Haut, fördern Hautkrebs und die frühzeitige Hautalterung.

Auf der anderen Seite brauchen wir die Sonne auf der Haut, damit unser Körper das lebenswichtige Vitamin D produzieren kann, das für eine optimale Aufnahme und Einlagerung des Kalziums in die Knochen von großer Bedeutung ist. So manche ältere Frau, die im Sommer vor der Sonne in die kühle dunkle Wohnung flüchtet, hat dann oft im Winter so schwache Knochen, dass diese schon beim Anstoßen an eine Tischkante brechen können Oder der Sturz in der Wohnung über einen Teppich kann sofort zu einem Oberschenkelhalsbruch führen.

Es gibt aber auch noch viele andere Gründe, warum man speziell im reifen Alter die Sommersonne suchen und nicht meiden sollte. Noch dazu, wo wir in unseren Regionen mit Sonnentagen übers Jahr nicht gerade verwöhnt sind.

Wichtige Gründe fürs Sonnenbad im Alter

- Ohne Sonne könnten wir gar nicht leben.
- Sie kurbelt den gesamten Stoffwechsel an.
- An sonnigen Tagen ist man vitaler, hat auch bessere Laune. Die Produktion des Hormons Melatonin wird tagsüber gebremst. Daher sind viele Menschen an sonnigen Tag besser gelaunt.
- Man ist an sonnigen Tagen leistungsfähiger.
- Offene Wunden heilen schneller.

- Alltagbeschwerden wie Gelenk- und Kopfschmerzen lassen nach.
- Aus der Nahrung werden Vitamine, Mineralstoffe, Enzyme und Spurenelemente besser aufgenommen.
- Die Produktion von Vitamin D in der Haut mit Hilfe der Sonne ist nicht nur für starke Knochen wichtig. Dieses Vitamin D, senkt das Risiko für Diabetes Typ 2, Bluthochdruck und schlechte Laune. Allein durch den Kontakt mit der Sonne können wir uns davor schützen.

Tipps für richtiges Verhalten in der Sonne

- Die Gratwanderung zwischen guter und böser Sonne schaffen ist leicht zu schaffen, wenn man den Hautschutz davor ernst nimmt. Doch man sollte an einem sonnigen Tag zuerst einmal etwa 10 bis 15 Minuten Gesicht, Arme und Beine der Sonne aussetzen. Und zwar unbedingt ohne Sonnenschutzmittel. Mit einem Sonnenschutzmittel kann die Haut trotz Sonnenbestrahlung kein Vitamin D bilden.
- Wenn man danach noch in der Sonne bleiben möchte, dann muss man natürlich ein gutes Sonnenschutzmittel auftragen und zu einer Kopfbedeckung greifen. Doch die ersten 10 bis 15 Minuten sind so wichtig für die Bildung des Vitamin D. Also bitte: keine Flucht vor der Sonne. Vielmehr eine vernünftige Strategie im Umgang mit den Sonnenstrahlen. Sie sollten das Ihrer Gesundheit zuliebe beachten.

▶ Die Sonnenbestrahlung ist nicht die einzige Möglichkeit, Vitamin D zu produzieren. Man kann an sonnenlosen oder -armen Tagen zu einer Alternative greifen, die allerdings nur eine Notlösung ist. Das ist der Weg über die Er-

nährung. Folgende Lebensmittel liefern Vitamin D: Lebertran, Hering, Aal, geräucherter Lachs, Ölsardinen, Milch und Milchprodukte, Vollkorn-Getreide, Eigelb, Leber und Pilze.

Haare: so bleibt der Ärger ab 50 damit aus

Jeder von uns schaut sich zeitweise alte Fotos an, schwelgt in Erinnerungen. Vor allem Frauen ab 50 seufzen dann oft: »Damals hatte ich noch schöne Haare. Jetzt habe ich damit eine Menge Probleme!« Das ist häufig so: Die Haare werden im Laufe des Lebens zu einer »haarigen« Angelegenheit. Das muss nicht sein. Man kann auch im fortgerückten Alter etwas für seinen Kopfschmuck tun. Dazu aber sollte man wissen, was den Haaren gut tut und was ihnen schadet.

Bis ins hohe Alter erfüllen die Haare im Leben große Aufgaben: Gepflegte, gesunde Haare verleihen ein junges Aussehen. Sie tragen zu einem guten Eindruck auf andere bei. Daher sollte man sich

auch nach 50 Zeit für die Haarpflege nehmen.

Dazu muss man sich näher mit der Struktur der Haare befassen. Es handelt sich dabei um Hornfäden, die aus verschieden geschichtetem Keratin bestehen. Wenn sie gesund sind, so kann man ihre Struktur mit ganz dünnen Tannenzapfen vergleichen. Die äußere Schuppenschicht umschließt das Haar ganz fest und bildet eine Schutzschicht. Die Oberfläche ist glatt und glänzt. Wenn die Haare geschädigt sind, ist die Schuppenschicht geöffnet. Dadurch wird das Haar glanzlos, verfilzt und rau.

Was Frau über 50 bei der Haarpflege beachten sollten

▶ Verwenden Sie ausschließlich milde Pflegeprodukte aus Naturstoffen. Ein Geheimtipp: Je feiner die Schaumblasen eines Shampoos sind, die sich bei der Haarwäsche bilden, desto hautfreundlicher ist es.

▶ Spülen Sie die Reste des Shampoos gründlich aus, damit keine Reste zurückbleiben.

▶ Verwenden Sie grundsätzlich nicht zu viel Shampoo. Gehen Sie sparsam damit um. Es genügt ein Klacks in der Größe einer halben Walnuss. Das gilt auch für Conditioner, Haarkuren und andere Haarpflegemittel.

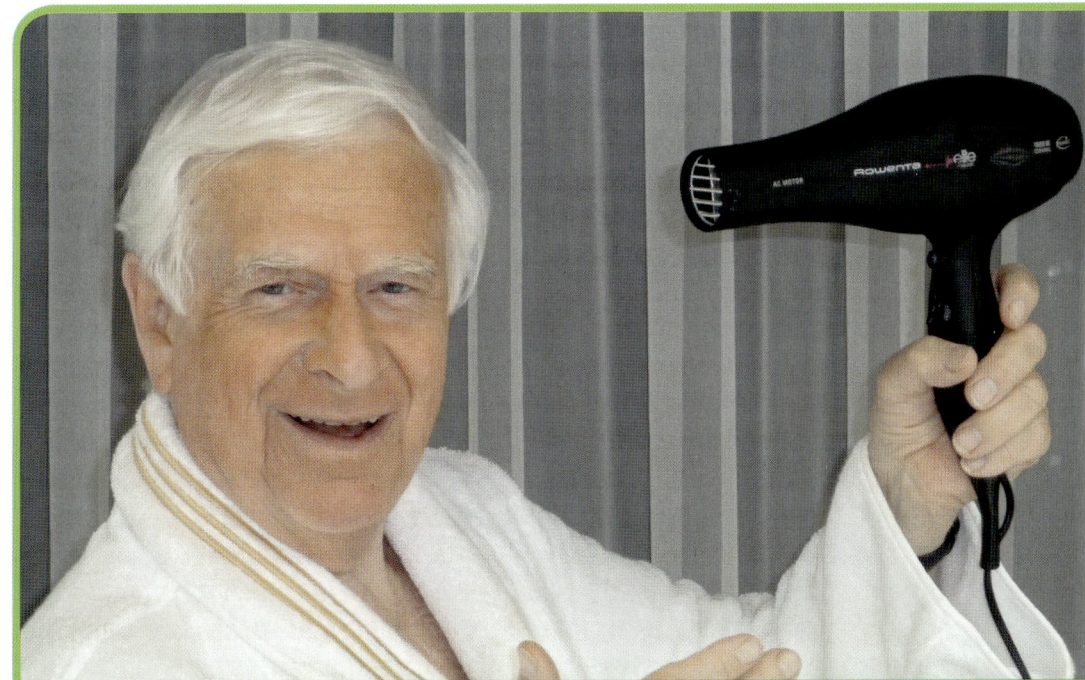

Mein Tipp: Da Haare im reifen Alter besonders empfindlich auf Hitze reagieren, beim Trocknen unbedingt Abstand halten mit dem Föhn.

▶ Haare, die nicht mehr ganz jung sind, vertragen keine Hitze. Daher gilt für Frauen über 50: Das Wasser für die Haarwäsche darf nur lauwarm sein. Der Föhn darf nicht zu nahe an den Kopf herangeführt werden. Heiße Föhnluft ist Gift für die Haare. Am gesündesten ist das Lufttrocknen, aber bitte nicht in der prallen Sonne.

▶ Beim Waschen, Trocknen sowie beim Frottieren und Kämmen sollten Sie nicht zu fest zulangen. Das reizt die Kopfhaut und macht mit der Zeit die Haare kaputt.

Was wenige bedenken: Man kann auch durch die richtige Ernährung Haarprobleme vermeiden oder aus der Welt schaffen, die im Laufe des Lebens auftreten. Ausgewogene Mahlzeiten geben den Haaren neue Kraft. Rund 100.000 Haarwurzeln in der Kopfhaut stehen ständig mit den Blutgefäßen in Verbindung. Auf diesem Weg werden die Haarzellen mit den nötigen Nährstoffen versorgt. Daher hängt die Entwicklung der Haare im Laufe der Jahre entscheidend von der täglichen Ernährung ab. Dazu gehören Lebensmittel, die reichlich Eisen liefern wie Fleisch und grünes Gemüse, aber auch Naturprodukte, die das Schönheitsvitamin Biotin liefern, wie Bierhefe, Bananen, Champignons, Avocados, Milchprodukte, Eigelb, Brokkoli, Spinat und Leber.

Beim Start in den Sommer sollte man besonders sorgsam mit den Haaren umgehen. Schützen Sie sie mit einer Kopfbedeckung vor den UV-Strahlen der Sonne. Reiben Sie die Haarspitzen mit einem Haaröl ein. Da sowohl gechlortes Süßwasser wie auch Salzwasser die Haare angreifen, ist nach dem Schwimmen eine gründliche Spülung mit Süßwasser wichtig. Außerdem sollte man im Sommer keine Metallhaarspangen tragen. Wenn diese in der Sonne heiß werden, schädigen sie die Hornschicht der Haare.

Sind nach einem Badeurlaub im Sommer die Haare extrem trocken sind, sollte man in einer Dessertschale fünf Esslöffel kalt gepresstes Olivenöl mit dem Saft einer halben Zitrone mischen, in die Kopfhaut massieren, 15 Minuten einwirken lassen und mit dieser nährenden Packung die Haare stärken.

Sport: sieben Argumente, warum Senioren ihn regelmäßig betreiben sollten

Viele Frauen und Männer über 60 sind der Meinung: »Sport? Das ist nichts mehr für mich. Das ist für mein Alter zu anstrengend!« Wer so denkt, begeht einen großen Fehler. Die regelmäßige Bewegung ist eine Naturarznei, die jung und fit hält.

Überzeugende Argumente, warum Senioren Sport treiben sollten

▶ Regelmäßige Bewegung schützt vor Typ-2-Diabetes. Wer keinen Sport treibt, läuft Gefahr, dass mit dem Fettansatz im Bauchraum auch die Leber, die Muskulatur sowie die Bauchspeicheldrüse verfetten und die Blutfettwerte steigen. Mit sportlicher Tätigkeit kann man Fett abbauen. Das schafft man mit gezielter Ernährung allein niemals. Sportmediziner haben im Laufe der Jahre beobachtet, dass vor allem das Radfahren einen optimalen Schutz vor Diabetes schafft.

▶ Körperliche Aktivität trainiert den Herzmuskel. Ein zu hoher Blutdruck sinkt. Dazu kommt noch eine ganz wichtige Folge des Sports: In den Arterien wird Stickoxid frei. Dadurch werden die Blutgefäße erweitert, bleiben elastisch und jung.

▶ Ältere Menschen neigen zu depressiven Stimmungen, vor allem dann, wenn sie allein leben oder wenn sie spüren, dass die geistige Fitness nachlässt. Viele nehmen Medikamente dagegen. Es gibt nun zahllose Studien, die nachweisen, dass

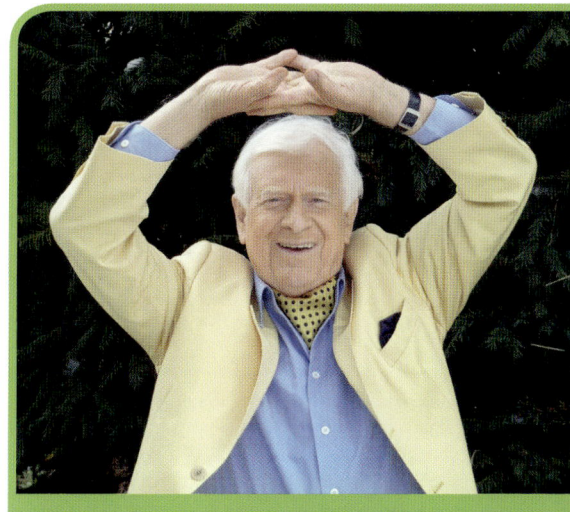

Mein Tipp: Wann immer sich die Gelegenheit bietet, sollten Sie Gymnastik machen. Die hält im Alter fit und vital.

Frauen und Männer ihre Tabletten absetzen konnten, wenn sie sich sportlich betätigt haben. Bewegung verbessert die seelische Stimmung ganz gewaltig. Die Erklärung dafür: Es werden im Gehirn zwei Hormongruppen aktiviert, die aktiv und glücklich machen, Endorphin und Dopamin. Daher fühlen sich Senioren nach der sportlichen Betätigung besonders wohl.

▶ Die Verdauung wird deutlich verbessert. Und zwar als Folge vom Sport. Die regelmäßige Bewegung beeinflusst und fördert die Passage des Stuhls durch den Darm. Das passiert besonders deutlich nach Wandern und Radfahren.

▶ Sport im Alter ist enorm wichtig zum Schutz der Knochen vor der gefürchteten Osteoporose, der Knochenentkalkung. Auch der Gelenkarthrose kann man entgegenwirken. Zumindest lassen sich die schmerzhaften Symptome lindern. Menschen, die sich während des Älterwerdens regelmäßig bewegen, stürzen nicht so leicht und bremsen deutlich den Abbau von Knochenmasse.

▶ Sport hilft beim Abnehmen. Nur weniger zu essen genügt leider nicht, es gehört auch Bewegung dazu. Nur wer seinen Stoffwechsel aktiviert und die Muskeln trainiert, wird Körperfett und damit auch Körpergewicht abbauen können. Wer eine Diät macht, sich aber nicht bewegt, der verliert nach und nach Muskelmasse und wird das Fett nur sehr schwer los. Dazu kommt noch: Durch den Sport wird das natürliche Gefühl für Hunger und Sättigung verbessert. Bewegung reguliert den Appetit.

▶ Auch Senioren leider unter Stressbelastungen. Sport kann helfen, ihn abzubauen. Wer sich viel bewegt, kann geistig abschalten, kann neue Kräfte für den Alltag tanken. Sport macht stressfest. Man stärkt damit auch die seelische Kondition und empfindet oft ein neues Körpergefühl. Das weckt auch in reiferen Jahren den Sinn für mehr Zärtlichkeit und Erotik.

Welche Sportarten sind nun wichtig für Senioren? Am besten eignen sich: Wandern, flottes Gehen, Radfahren, Schwimmen, Nordic Walking und Gymnastik zu Hause. Die bringt den meisten Erfolg, wenn man sich zu rhythmischer Musik bewegt.

Wie viel Sport ist wichtig für Senioren? Wer zwei bis drei Mal in der Woche jeweils 30 Minuten einem Freizeitsport nachgeht, kann die genannten positiven Effekte für seine Gesundheit erreichen. Wichtig ist, dass man eine Sportart wählt, die Spaß macht, bei der man sich wohlfühlt. Und man sollte moderat trainieren, also in einem Tempo, bei dem man noch locker mit anderen sprechen kann, ohne extrem außer Atem zu kommen. Allerdings: Wer erst mit 60 den entscheidenden Schritt zum Sport unternimmt, sollte vorher ausführlich mit dem Arzt darüber sprechen.

Turnstunden für das Gesicht wirken wie ein Jungbrunnen

Im Laufe der Jahre wird es vor allem für die Frau nicht nur wichtig, die Faltenbildung zu bremsen und die Haut mit hochwertigen Cremes zu verwöhnen, die Gesichtspflege muss auch umfassender werden. Es wird notwendig, die Kollagenproduktion anzukurbeln, damit die Struktur der Haut fester wird und ein Erschlaffen des Bindegewebes hinausgezögert wird. Mit kann mit einfachen Übungen wirklich sehr viel erreichen. Es sind Gymnastikübungen, die man überall problemlos durchführen kann, für die man täglich bloß ein paar Minuten aufbringen muss. Nennen wir sie »Turnstunde fürs Gesicht«.

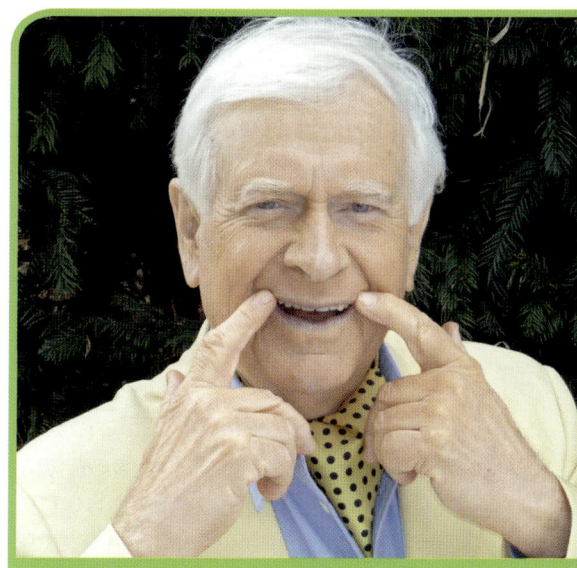

Mein Tipp: Mit beiden Zeigefingern die Mundwinkel nach oben ziehen, das macht das Gesicht jünger.

Das Erfreuliche daran: Auch wenn das Gesicht bereits Falten und Fältchen zeigt, wenn sich ein Doppelkinn gebildet hat, kann man erfolgreich dagegen ankämpfen. Allerdings mit viel Geduld. Und man muss die Trainingseinheiten konsequent einhalten. Das gilt besonders für Frauen über 40, 50 und 60.

Die besten Übungen für ein faltenärmeres Gesicht

▶ Häufig klagen Frauen über kraftlose Augenlider. Es gibt eine Übung, mit der man sie wieder straffen kann. Setzen Sie die Zeigefinger rechts und links an den äußeren Augenwinkeln an. Die Mittefinger setzen Sie rechts und links an der höchsten Stelle der Augenbrauen an. Nun ziehen Sie mit diesem Griff die Haut und die Muskeln in Richtung Schläfen, sodass die Augen zu Schlitzen werden. In dieser Position schließen und öffnen Sie die Augen zehn Mal hintereinander. Machen Sie 10 Sekunden Pause und wiederholen Sie die Übung vier Mal nacheinander.

▶ Im Laufe der Jahre – durch Sorgen und Probleme –, senken sich die Mundwinkel. Das schafft ein ernstes Gesicht und macht älter. Formen Sie wieder fröhliche Mundwinkel. Pressen Sie die Lippen gegen die Zähne, bis man sie kaum mehr sehen kann. Und nun ziehen Sie mit den Zeigefingern die Mundwinkel weit nach oben, bis Sie ein Smiley-Lächeln darstellen. Halten Sie die Spannung 10 bis 12 Sekunden, lassen Sie die Lippen locker und wiederholen Sie die Übung mehrmals, damit Sie mit der Zeit die hängenden Mundwinkel umpolen können.

▶ Wenn Sie Hamsterbacken bekämpfen wollen, dann massieren Sie auf beiden Seiten im Gesicht Haut und Muskeln mit Daumenkuppe, Zeige- und Mittelfinger vom Kinn bis zu den Ohren.

▶ Auch den Falten am Hals kann man mit einer »Gesichtsturnstunde« zu Leibe rücken: Setzen Sie die rechte Faust unter dem Kinn an und drücken Sie das Kinn mit geöffnetem Mund gegen die Faust. Umgekehrt wieder bemühen Sie sich, mit der Faust den Mund zu schließen. Mit diesem Druck und Gegendruck können Sie den Hals straffen. Zum Abschluss bewegen Sie den Unterkiefer bei offenem Mund 20 Mal hin und her. Damit lockern Sie die gesamte Gesichtsmuskulatur.

▶ Viele Frauen leiden im vorgerückten Alter unter einem Doppelkinn. Auch das kann man mit regelmäßigen Übungen erfolgreich bekämpfen. Legen Sie den Kopf leicht in den Nacken und schieben Sie dabei die Unterlippe so weit wie möglich über die Oberlippe, als, ob Sie damit die Nase erreichen wollten. Die Übung sollte mit kurzen Pausen 10 Mal wiederholt werden.

▶ Eine andere, sehr wertvolle Turnübung gegen das Doppelkinn: Pressen Sie bei geschlossenem Mund Ihre Zungenspitze 10 Sekunden lang gegen den Gaumen. Dann entspannen Sie die Zunge und wiederholen auf diese Weise die Übung mehrmals.

Danach pressen Sie die Zungenspitze, wieder bei geschlossenem Mund, an die Rückseite der unteren Vorderzähne. Und auch da muss man die Zunge anspannen, locker lassen, anspannen locker lassen.

▶ Geschwollene und gerötete Augenlider machen alt. Die beste Maßnahme dagegen ist die Löffelmassage. Legen Sie einen Esslöffel für fünf Minuten ins Tiefkühlfach und massieren Sie mit der bauchigen kalten Unterseite des Löffels vorsichtig die Hautstellen rund um die Augen und auch die Augenlider bei geschlossenen Augen. Die Massage darf nicht länger als 20 Sekunden andauern. Nach einer Pause von 60 Sekunden kann man sie wiederholen.

▶ Zuletzt noch ein kurioser Tipp: Regelmäßiges Grimassenschneiden vor dem Spiegel fördert die Durchblutung und Straffung der Haut.

Die ersten Wehwehchen: warum wir die ersten ab 45 Jahren spüren

Sie kennen das sicher schon. Bei den meisten Menschen beginnen die ersten Alltagsbeschwerden ab dem 40. bis 45. Lebensjahr. Beim Teppensteigen wird man kurzatmig. Da treten die ersten Schmerzen in Gelenken auf. Da klagt man öfter als früher über Kopfschmerzen. Und man ist nicht mehr so stressfest. Wissen Sie, warum das so ist? Das hängt mit unserer Thymusdrüse zusammen, die hinter dem Brustbein über dem Herzbeutel sitzt. Und was da alles passiert, das sollte man unbedingt wissen.

Die Thymusdrüse ist ein wichtiges Organ für die Immunkraft des Körpers. Sie ist sozusagen die Schule für die Ausbildung ganz bestimmter Abwehrzellen. Und das sind die T-Lymphozyten, auch T-Helferzellen genannt. Aus dem Knochenmark werden weiße Blutkörperchen in die Thymusdrüse entsandt und dort mit allem ausgerüstet, was eine potente und aktive Abwehrzelle benötigt. Wenn die Ausbildung abgeschlossen ist, werden sie als T-Helferzellen in das Immungeschehen eingeschleust.

Wenn man sich das so vorstellt, dann könnte man denken: Wenn jemand eine gesunde Thymusdrüse hat, dann kann man gar nicht krank werden, weil die körpereigene Abwehr so gut organisiert ist. Doch es gibt ein Problem: Die Thymusdrüse ist bei einem jungen Menschen voll ausgebildet und groß. Sie bildet sich aber ab dem 25. Lebensjahr wieder merkbar zurück. Nach dem 40. Lebensjahr schraubt sie ihre Aktivität für die Immunkraft deutlich und

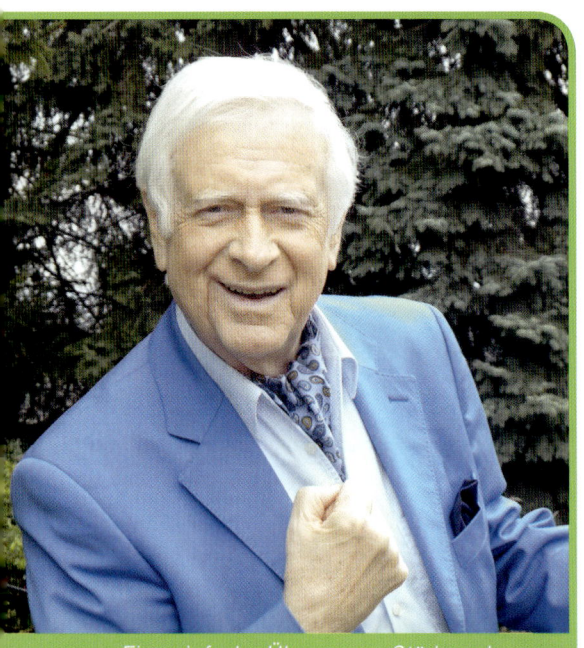

Eine einfache Übung zum Stärken der Thymusdrüse für die Immunabwehr: Klopfen Sie mit der Faust mehrmals am Tag sanft gegen das Brustbein.

Schritt-für-Schritt zurück. Manche Ärzte sprechen da von einer Thymokrise, dem Alter, in dem die ersten Alltagsbeschwerden beginnen, in dem man merkt, dass die Zeit der Jugend vorbei ist.

In dieser Zeit muss man der Thymusdrüse helfen. Man muss sich gesünder ernähren, sich mehr Bewegung verschaffen, den Alkoholkonsum reduzieren und das Rauchen ganz aufgeben.

So kann die Thymusdrüse gestärkt, ihr Schrumpfen verringert oder sogar wieder etwas vergrößert werden

▶ Amerikanische Forscher haben nachgewiesen, dass die regelmäßige Versorgung mit dem Spurenelement Zink über die Ernährung der Thymusdrüse neue Vitalität verleiht. Zu den interessantesten Zinklieferanten gehören Haferflocken, Linsen, Austern, Sonnenblumenkerne, Kürbiskerne, Edamer, Fisch und Eigelb.

▶ Die Traditionelle Chinesische Medizin kennt einen ganz einfachen Handgriff zur Stärkung der Thymusdrüse: Stellen Sie sich entspannt hin. Machen Sie mit der rechten oder linken Hand eine Faust und klopfen Sie nun damit anhaltend, sanft, aber doch bestimmt, gegen das Brustbein. Etwa eine Minute lang. Dann pausieren und die Übung wiederholen. Es ist wichtig, dass man mehrmals am Tag diese Klopftherapie durchführt, denn auch damit kann man die Thymusdrüse stärken und verhindern, dass sie sich verkleinert.

Wenn man aber absolut nichts tut, dann schwächt man einen bedeutsamen Teil der körpereigenen Abwehrkraft. Die Thymusdrüse bildet sich dann mehr und mehr zurück. Im Körper eines Achtzigjährigen findet man mitunter gar keine Thymusdrüse mehr. Oder sie ist nur mehr so groß wie der halbe Nagel des kleinen Finger.

Also: Tun Sie etwas für Ihre Thymusdrüse. Sie leisten damit einen wertvollen Beitrag für die Immunkraft.

Mineralstoffmangel:
man ist immer müde, häufig krank

Kennen Sie dieses Gefühl? Sie kommen fast täglich müde und abgekämpft nach Hause, haben Kopfschmerzen und sind ohne Grund überaus nervös. Oder: Sie haben Probleme mit den Haaren und den Nägeln. Sie denken, Sie sind krank, gehen zum Arzt. Doch sämtliche Untersuchungen ergeben: Sie sind nicht krank. Sie sind gesund. Sie fragen sich: »Was ist los mit mir?« Die Antwort darauf lautet in vielen Fällen: Sie haben einen Mangel an ganz speziellen Mineralstoffen oder Spurenelementen.

▶ Das Problem: Sie vertragen Zucker schlecht, essen wenig, nehmen dennoch zu. Oder Sie fühlen sich, als hätten Sie Diabetes. In diesem Fall fehlt meist das Spurenelement Chrom. Es ist mitverantwortlich für den Zuckerstoffwechsel und steuert das Sättigungsgefühl.

Die Lösung: Bauen Sie Nahrungsmittel ein, die Chrom enthalten.Dazu gehören die Kresse, Kartoffeln, Datteln, Haselnüsse und Fisch.

▶ Das Problem: Sie sind immer müde und erschöpft. Sie haben eingerissene Mundwinkel und neigen obendrein zu Vergesslichkeit. Der Mangel: Ihnen fehlt das Spurenelement Eisen. Dadurch ist Ihre körperliche und geistige Leistungs-fähigkeit herabgesetzt.

Die Lösung: Versorgen Sie sich mit Eisen aus den Naturprodukten Rote Rübe, Schnittlauch, Sprossen, Bohnen, Kürbiskernen.

▶ Das Problem: Sie leiden unter Verstopfung und Muskelkrämpfen. Sie neigen zu Bluthochdruck, haben Phasen höchster Nervosität. Der Mangel: Sie haben zu wenig vom lebenswichtigen Mineralstoff Kalium im Körper. Wenn das länger andauert, wird Ihr Herz geschwächt, und das Risiko für einen Schlaganfall steigt.

Die Lösung: Kalium liefern Avocados, Bananen, Spinat, Feigen, Möhren, weiße Bohnen, Champignons, Brokkoli, Erbsen.

▶ Das Problem: Sie haben schwache Knochen und schlechte Zähne. Sie sind sehr anfällig für Knochenbrüche. Sie leiden unter Muskelschwäche, an Krämpfen sowie Schlaflosigkeit und Nervosität. Der Mangel: Kalzium. Die Gefahr für eine spätere Osteoporose ist groß.

Die Lösung: Versorgen Sie sich mit

Kalzium aus Milch, Milchprodukten, Emmentaler, Brokkoli, Fenchel.

► Das Problem: Sie sind zu großen geistigen Leistungen nicht mehr in der Lage, haben ein schwaches Bindegewebe und sind überaus infektanfällig. Der Mangel: Dahinter kann sich eine schlechte Versorgung mit dem Spurenelement Kupfer verbergen.

Die Lösung: Tanken Sie Kupfer mit Kakao, Walnüssen, Kokosnuss, Geflügel, Rindfleisch, Eigelb und Weizenkleie oder Salatgurken.

► Das Problem: Sie sind nicht stressfest, sehr nervös, können sich nur schwer konzentrieren, sind oft aufbrausend, neigen zu Schwindel und Bluthochdruck. Der Mangel: Hier kann ein deutliches Magnesiumdefizit vorliegen.

Die Lösung: Magnesium liefern uns Mandeln, Walnüsse, Vollkornbrot, Naturreis, Grüngemüse und Schokolade.

► Das Problem: Sie haben häufig angeschwollene Lymphknoten, sind häufig erkältet, haben ein schwaches Immunsystem. Der Mangel: das Spurenelement Selen.

Die Lösung: Selen finden wir im Knoblauch, Fisch, Naturreis, Hafer, Vollkornbrot.

► Das Problem: Sie haben ständig einen Schnupfen, sind schlecht gelaunt und haben Hautprobleme. Der Mangel: Zink.

Die Lösung: Zink tanken wir mit Haferflocken, Fisch, Milch, Rindfleisch, Austern, Hühnerbrust, Linsen.

Wenn es um einen Mangel wichtiger Mineralstoffe geht, darf man nicht selbst Doktor spielen. Ein Arzt wird eine Blutanalyse veranlassen, durch die festgestellt werden kann, ob ein Vitalstoffmangel vorliegt oder welcher Mineralstoff oder welches Spurenelement fehlt.

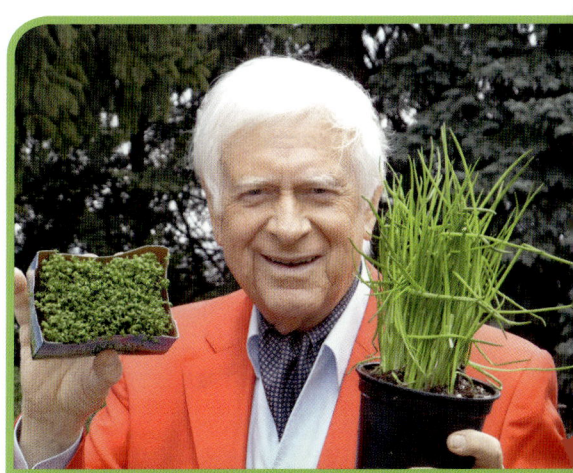

Wir sollten wissen, welche Naturprodukte welche Spurenelemente liefern: Schnittlauch versorgt uns mit Eisen, die Kresse mit Chrom.

Grippale Infekte:
dagegen gibt es viele natürliche Waffen

Heftiger Schnupfen, grippaler Infekt oder sonst eine schwere Erkältung haben in Herbst und Winter Hochsaison. Wer kennt das nicht? Man fühlt sich sehr müde, hat Kopfschmerzen. Die Gelenke tun weh. Ein hartnäckiger Husten belastet die Atemwege. Man spürt deutlich, dass die Körpertemperatur ansteigt. Das Fieber soll die angreifenden Viren ausschalten.

Wenn man dieses Stadium erreicht hat, muss man verantwortungsvoll handeln: Es ist gefährlich, den Helden zu spielen und den Infekt zu ignorieren. Erstens steckt man viele Mitmenschen an. Zweitens belastet man Herz und Kreislauf. Wenn die Viren in einem erschöpften, überforderten Körper bis zum Herzmuskel vordringen, kann es zu einer Herzmuskelentzündung kommen. Und die kann tödlich ausgehen.

Viele vertrauen auf Heilmittel aus der Natur. Das es so viele davon gibt, hier eine Auswahl.

Natürliche Mittel gegen einen grippalen Infekt

▶ Eine interessante Waffe gegen schwere Erkältungen ist das Gewürz Sternanis. Es wirkt durch den Hauptwirkstoff Shikimisäure gegen Viren und Bakterien, löst Schleim, lindert Hustenreiz, wirkt gegen Kopf- und Gliederschmerzen, Fieber, Schnupfen, Halsschmerzen. Doch bedenken Sie bitte: Es ist ein unterstützendes Hausmittel und kann die ärztliche Behandlung nicht ersetzen. Doch rechtzeitig eingesetzt, kann es eine Ausweitung der Erkältung verhindern. Sternanis stoppt die Vermehrung von Viren, die Infektion wird unterbrochen. Man kann Sternanis als Tee oder in Form von Kapseln aus der Apotheke einsetzen.

▶ In vielen Familien ist es Tradition, gegen Erkältungen – vom Schnupfen bis zum grippalen Infekt –, Hühnersuppe zu essen. Die Suppe und das darin befindliche Hühnerfleisch enthält das Spurenelement Zink, das so wichtig für unsere Immunkraft ist. Dieses Zink ist im Hühner-

fleisch an die Aminosäure His-
tidin gebunden. Dadurch wird die
Wirkung vom Zink deutlich verstärkt. Beim sanften Garen der
Suppe wird dem Hühnerfleisch

eine weitere Aminosäure entzogen: der Eiweißstoff Cystein. Er
bekämpft Entzündungen, wie sie
bei einer Erkältung im Körper
entstehen, lässt die Schleim-

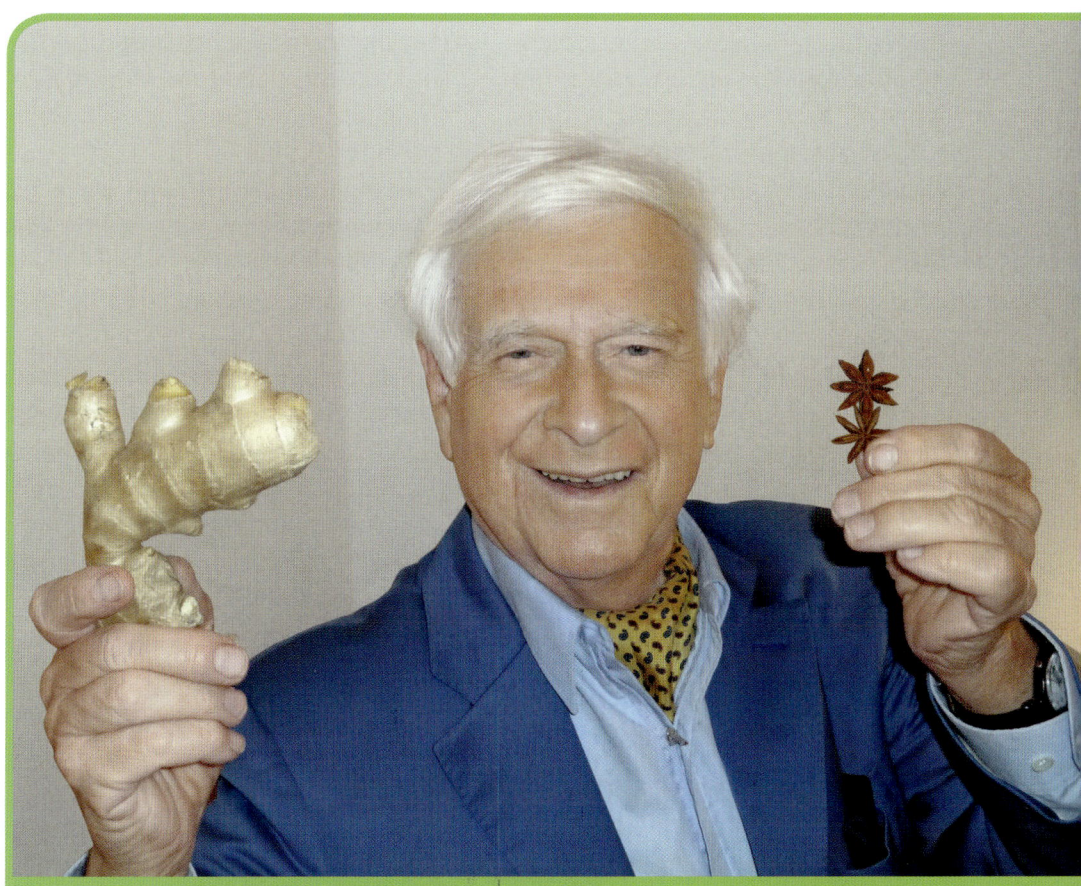

*Die wirksamsten Waffen gegen einen grippalen Infekt: die Ingwerwurzel und
das Gewürz Sternanis.*

häute abschwellen. Damit das Naturrezept Hühnersuppe gegen Erkältungen wirkt, muss man einiges beachten: Instanthühnersuppe aus der Tüte hilft nicht. Man muss ein kochfertiges ganzes Suppenhuhn kochen. Ob es frisch ist oder aus der Tiefkühltruhe kommt, ist egal. Das hat den Vorteil, dass aus dem überaus gelatinereichen Fleisch eine besonders kräftige Brühe gewonnen werden kann. Wenn man erkältet ist, kann man durchaus zwei Mal am Tag jeweils einen Teller Suppe mit dem Fleisch über einige Tage genießen.

▶ Wenn der grippale Infekt mit starken Halsschmerzen verbunden ist, ist der Einsatz von Ingwer sinnvoll. Schneiden Sie von einer geschälten, frischen Ingwerwurzel fünf dünne Scheiben ab, übergießen Sie diese in einer Tasse mit kochendem Wasser und lassen sie zugedeckt zehn Minuten ziehen, dann abgießen. Der Ingwertee wird lauwarm mit etwas Honig und Zitronensaft in kleinen Schlucken getrunken.

▶ Meerrettich ist ein Klassiker gegen grippale Infekte. Eine Meerrettichwurzel schälen, in Scheiben schneiden, in die Mitte ein Loch bohren, die Scheiben auf einre Schnur zu einer Kette auffädeln und um den Hals hängen. So legt man sich ins Bett und deckt sich bis über die Nasenspitze zu. Durch die Bettwärme werden die ätherischen Öle vom Meerrettich frei und über die Atemwege aufgenommen.

▶ Zur inneren Anwendung wird mit Meerrettichmilch gegurgelt. Ein Esslöffel frisch geriebener Meerrettich wird mit einer kleinen Zwiebel und einer Prise Salz in einem Viertelliter Milch erwärmt und lässt das zehn Minuten ziehen. Danach durchseihen und damit gurgeln.

▶ Eine hilfreiche Kombinationen aus den Extrakten vom Meerrettich und der Kapuzinerkresse gibt es in der Apotheke.

▶ Gegen starke Erkältungsschmerzen im Kopf und in den Gelenken hat sich Kardamomtee herborragend bewährt. Einen Teelöffel Kardamomsamen mit einem viertel Liter kochendem Wasser begießen, 15 Minuten zugedeckt ziehen lassen, durchseihen, lauwarm und mehrmals am Tag trinken.

Energie am Morgen: sanfte Abreibungen bringen den schnellen Kick

Viele von uns kennen das: Man erwacht morgens, fühlt sich schlapp und immer noch müde. Man steigt aus dem Bett und wünscht sich ein Zaubermittel, das in kurzer Zeit den Kreislauf sowie den Stoffwechsel in Schwung bringt und das vegetative Nervensystem mit jener Harmonie versorgt, die es für den Tagesanfang braucht. Dieses Zaubermittel gibt es tatsächlich. Vermutlich haben Sie es sogar im Haus und nutzen es viel zu wenig. Dieses Zaubermittel heißt: Bürste.

Es ist faszinierend, was man mit sanften Abreibungen der Haut, mit dem sogenannten Trockenbürsten, alles erreichen kann. Man fühlt sich danach wie neu geboren und kann stark und mit einem optimalen Wohlgefühl in den Tag starten.

Im Mittelpunkt dieser sanften Abreibungen steht die Haut, das größte Organ. Sie reagiert auf Druck und Schmerz. Sie nimmt Feuchtigkeit und wertvolle Nährstoffe auf. Sie scheidet Schweiß und Gifte aus. Sie leitet jede Berührung ans Gehirn weiter. Sie kann krank werden, wenn wir sie schlecht behandeln oder wenn wir seelische Probleme haben. Die Haut ist ein Wunderwerk und besteht aus rund 600.000 Zellen, aus 4 Meter Nervenbahnen, 110 Schweißdrüsen, aus Talgdrüsen, Blutgefäßen und über 150.000 Pigmentzellen.

Wenn diese Haut am Morgen mit Bürstenmassagen verwöhnt wird, tut das dem Körper und der Seele gut. Die Durchblutung wird angeregt, wodurch die Abreibungen auch auf alle inneren Organe wirken. Und da das vegetative Nervensystem positiv beeinflusst wird, kann man mit so einer Abreibung auch die Laune verbessern, sodass man sich nach dem Bürsten richtig wohl fühlt.

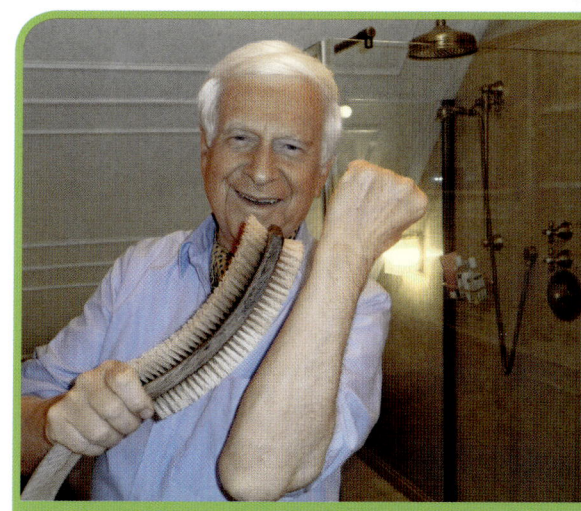

Bürstenmassagen sind nicht nur sehr angenehm, sie fördern auch die Laune, bringen Kreislauf und Stoffwechsel in Schwung.

Doch es passiert noch viel mehr: Muskelverspannungen werden gelöst, die Immunkraft der Haut wird stabilisiert, abgestorbene Hautzellen werden abgetragen. Die Haut wird entgiftet und entsäuert. Und da sich die Poren weit öffnen, wird die Haut auch gereinigt.

So sollten die sanften Abreibungen durchgeführt werden

- Für sanfte Abreibungen am Morgen benötigen Sie eine Bürste mit weichen Borsten, die gut in der Hand liegt oder einen Luffahandschuh und eine Bürste mit langem Stiel für den Rücken.
- Der Druck auf der Haut soll angenehm sein und zu einer leichten Rötung führen.
- Die Haut vor dem Duschen bürsten.
- Mit der Bürste an Armen und Beinen mit langen Strichen entlangfahren. Führen Sie die Abbürstungen an Bauch, Brust und im Rücken in kreisenden Bewegungen im Uhrzeigersinn durch. Beginnen Sie immer unten an den Füßen und führen Sie die Bürste immer in Richtung zum Herzen durch. Beginnen Sie am rechten Fußrücken. Danach bürsten Sie die Fußsohle und bewegen die Bürste von außen nach innen an den Unter- und Oberschenkeln entlang bis zum Gesäß, das zuletzt drankommt
- Für die nächste Abreibung beginnen Sie am rechten Handrücken und bewegen sich mit der Bürste über die Außenseite des rechten Armes bis zur Schulter, dann kommt die Innenseite des Armes dran. Das Ganze wird dann vom Handrücken des linken Arms aus wiederholt.
- Der Nacken wird in Richtung Schulter gebürstet. Für den Rücken, der ebenfalls kreisförmig stimuliert wird, brauchen Sie eins Bürste mit einem langen Stiel.

Was Sie unbedingt beachten müssen: Das Gesicht darf nicht gebürstet werden, auch nicht entzündete, verletzte Haut. Bei Schilddrüsenüberfunktion, großer Nervosität sowie bei Krampfadern und Venenproblemen dürfen die Abreibungen nicht durchgeführt werden.

Wärme: oft heilsam wie eine Arznei

Vielleicht haben Sie das schon selbst erlebt: Man kommt an einem ungemütlichen Wintertag nach Hause und fühlt sich hundeelend. Eisige Kälte kriecht den Rücken hoch. Die Gelenke tun weh. Man ist überzeugt: Eine Erkältung ist wohl im Anmarsch. Doch man gibt nicht auf. Man holt die gute alte Wärmflasche aus dem Schrank, füllt sie mit sehr warmem Wasser, setzt sich gemütlich vor den Fernseher und schiebt sich die Wärmflasche ins Kreuz oder legt sie an den Rücken. Und dann geschieht etwas Wunderbares: Binnen zehn Minuten ist unser ganzer Körper mit wohliger Wärme erfüllt. Wir spüren wieder Kraft in uns. Wir fühlen uns wieder wohl. Die drohende Erkältung ist im Keim erstickt. Das ist die Heilkraft der Wärme.

Es ist natürlich nicht nur die Wärme der Wärmflasche, die helfen kann.

Viele Wärmequellen, die wir kennen und nutzen sollten

▶ Wichtig zur Wärmflasche: Das Wasser dafür sollte 60 bis 70 Grad Celsius haben. Wenn es zu heiß ist, kann das zu Verbrennungen auf der Haut führen. Man kann damit nicht nur die Immunkraft stärken und kalte Füße aufwärmen. Man kann auch Magenschmerzen und eine Blasenentzündung positiv beeinflussen.
▶ Die modernere Version der Wärmflasche ist das Lavasandkissen. Man kann es im Backofen oder in der Mikrowelle aufheizen und dann auflegen. Lavasand hält lange seine Wärme.

▶ Eine weitere Möglichkeit ist die Fangopackung mit ihrer feuchten Hitze, die der Heilschlamm liefert. Sie baut Verspannungen ab und eignet sich ideal bei Hexenschuss.
▶ In der Apotheke gibt es Wärmepflaster. Es lockert Verspannungen und fördert die Durchblutung. Man muss allerdings vorsichtig sein, denn in einzelnen Fällen kann das Pflaster zu Hautreizungen führen.
▶ Aus Urgroßmutters Tagen stammt die Anwendung eines Kirschkernkissen, das im Backofen aufgeheizt wird. Es wird heute noch von vielen Familien verwendet, vor allem bei Blasenentzündung und Verspannungen. Diese Kirschen-

kerne sind ausgesprochen gute Wärmespeicher.

▸ Auf keinen Fall darf man die heilende Bettwärme vergessen: Sie hilft intensiv mit, dass eine zünftige Erkältung – auch ein grippaler Infekt sowie die gefährliche Influenza –, schneller besiegt werden kann. Das Bett spendet nicht nur gleichmäßige Wärme, die durch den eigenen Körper aufgebaut wird. Das Bett bietet auch eine gemütliche Atmosphäre, in der man sich wohlfühlt. Und das wieder stärkt die körpereigenen Abwehrkräfte. Daher sollte niemand bei den ersten Anzeichen einer starken Erkältung den Heldenspielen und meinen, zur Arbeit gehen. Der oft schnellste Weg

zum Gesundwerden sind wirklich ein paar Tage Bettruhe.

▸ Bei Kreuzschmerzen sowie Stirn- und Nebenhöhlenproblemen eignet sich als heilende Wärmequelle die Rotlichtlampe, die man für ein paar Euro im Elektrohandel erstehen kann. Man sollte niemals näher als 50 Zentimeter an das Rotlicht herangehen. Die Bestrahlung sollte angenehm sein und nicht länger als vier bis fünf Minuten dauern.

▸ Auch eine heiße Dusche oder ein Wannenbad mit Kräuterextrakten aus Rosmarin, Eukalyptus, Fichtennadeln oder Thymian können dazu beitragen, eine Erkältung schneller in den Griff zu bekommen. Unter einer Voraussetzung: Man muss anschließend im Bett eine Stunde nachdampfen und ruhen.

▸ Sauna und Infrarotkabine eigen sich als Vorbeugung gegen Erkältungen oder zum Aufwärmen bei allerersten Symptomen. Bei einem Infekt mit Fieber darf man diese Wärme nicht nutzen, da es zu schwerwiegenden Kreislaufproblemen kommen kann. Der Vorteil der Infrarotkabinen-Behandlung: Der Kreislauf wird geschont, weil man bereits bei 38 Grad Celsius zu schwitzen beginnt.

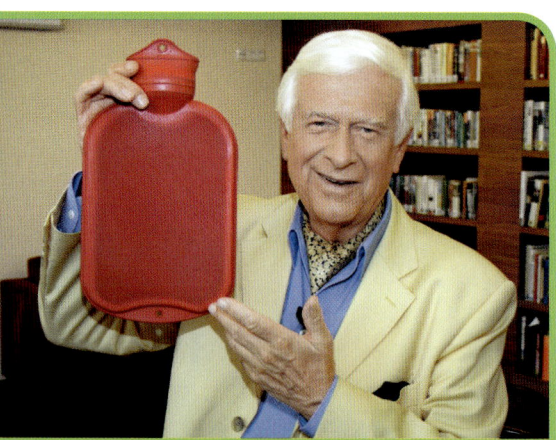

Die gute alte, heilende Wärmflasche hat in vielen Haushalten im Winter, bei Erkältungen oder Rückenschmerzen nach wie vor Hochsaison.

Wenn die Zehen zu Eiszapfen werden

Viele Senioren haben das ganze Jahr über Durchblutungsstörungen. Doch in den kalten Monaten tritt dieses gesundheitliche Problem besonders oft und intensiv auf. Die Folge: eiskalte Zehen, eiskalte Füße. Egal, ob jemand in den nächsten Supermarkt geht, einen Spaziergang macht oder daheim im Bett liegt: Die Zehen sind so stark unterkühlt, dass sie schmerzen.

Das ist nicht nur unangenehm, sondern auch gefährlich. Sobald man eine Stunde mit kalten Füßen umher läuft, sinkt in den Mundschleimhäuten die Temperatur um bis zu drei Grad Celsius. Das ist eine Klimakatastrophe für den Körper. Die Schleimhäute trocknen aus, sind nicht mehr optimal durchblutet und können sich nicht gegen Viren und Bakterien wehren. Die Immunkraft ist geschwächt und man handelt sich schnell eine Erkältung ein. Kalte Zehen können aber auch Kopfschmerzen, lästige Schlafstörungen oder sogar eine Blasenentzündung verursachen.

Übrigens: Frauen sind stärker betroffen, weil Hormonschwankungen und Stress die Durchblutung erheblich stören können.

Tipps gegen kalte Zehen und Füße

▶ Tragen Sie warmes und bequemes Schuhwerk. Am besten mit isolierenden Thermoeinlage und dicken Gummisohlen, welche die Feuchtigkeit abhalten. Die Zehen brauchen in den Schuhen genügend Bewegungsfreiheit.

▶ Tragen Sie Socken und Strümpfe aus atmungsaktiver Baumwolle. Ideal sind Stützstrumpfhosen, weil sie die Blutzirkulation gut anregen. Wichtig ist, dass alles trocken ist. Nässe begünstigt Frostbeulen, weil dem Körper Wärme entzogen wird.

▶ Trinken Sie keinen Alkohol, bevor Sie nach draußen gehen. Er erweitert die Gefäße und fördert den Verlust von körpereigener Wärme.

▶ Wenn Sie lange Zeit stehen müssen, können Sie die Durchblutung der Füße anregen, wenn Sie einige Minuten auf den Zehenballen auf und ab wippen.

► Wenn Sie immer noch rauchen: Hören Sie auf damit. Das Nikotin verengt die Blutgefäße auch an den Füßen.

► Bevor Sie hinaus in die Kälte gehen, massieren Sie die einzelnen Zehen intensiv mit den Fingern.

Was man tun kann, wenn man bereits unter kalten Füßen mit extrem kalten Zehen leidet?

► So ungewöhnlich es klingt: Man kann die kalten Gliedmaßen auch mit Kälte bekämpfen. Wenn sich die Zehen wieder einmal wie Eiszapfen anfühlen, lassen Sie in die Badewanne oder die Duschwanne 20 Zentimeter tief kaltes Wasser einfließen. Darin gehen Sie zwei Minuten im Storchenschritt umher. Danach trocknen Sie die Füße wieder ab, ziehen warme Socken an und laufen solange in der Wohnung umher, bis die Füße wieder warm geworden sind.

► Wer diesen Kältetrick nicht mag, der kann ein sehr warmes Fußbad wählen oder – noch besser –, sich für ein Wechselfußbad entscheiden. Dazu braucht man zwei Eimer oder zwei Fußwannen: In dem einen Gefäß ist kaltes, im anderen sehr warmes Wasser. Man nimmt bequem Platz und taucht nun die Füße für drei Minuten ins warme, danach für 30 Sekunden ins kalte Wasser. Man wiederholt den Vorgang mehrere Male, wobei das Wechselbad immer mit einem kurzen kalten Fußbad enden sollte. Zum Schluss muss man die Füße gut abtrocknen, warme Socken anziehen und im Bett nachdampfen lassen.

► Ein ganz normales Fußbad sollte 15 Minuten in etwa 38 Grad warmem Wasser dauern

► Bürsten sie die Zehen sanft mit einer weichen Borstenbürste, das schafft eine angenehme Wärme.

► Wenn Sie die kalten Zehen mit einem Wannenbad bekämpfen wollen, sollten Sie unbedingt spezielle Badezusätze einsetzen:

Melisse, Zimtöl mit etwas Honig oder Senfpulver. Die Wirkung ist in vielen Fällen verblüffend.

▶ Die einfachste Methode: Stellen Sie die Füße auf eine mit sehr wenig warmem Wasser gefüllte Wärmflasche.

Es gibt allerdings Menschen, welche die wärmenden Maßnahmen an Füßen und Zehen nicht anwenden dürfen. Das sind alle mit Venenproblemen. Und die Kaltwasseranwendungen müssen diejenigen meiden, die gerade erkältet sind.

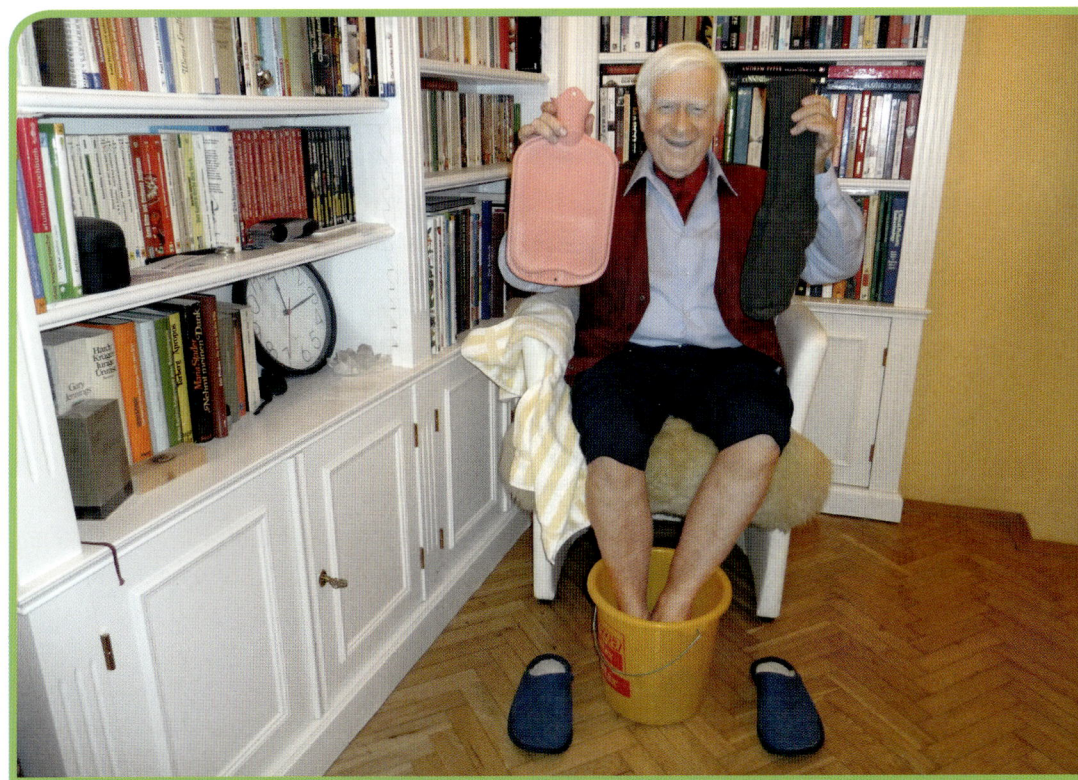

Hier zeige ich drei starke Waffen gegen eiskalte Zehen: das sehr warme Fußbad, die Wärmflasche und warme Socken.

Hoher Blutdruck? Einfach wegdrücken

Wer an einem erhöhten oder an einem zu hohem Blutdruck leidet, der braucht ärztliche Behandlung oder zumindest ärztliche Kontrolle. Doch ist es sinnvoll, wenn man zur Unterstützung der medizinischen Therapie zusätzlich natürliche Maßnahmen setzt, mit denen man den »stillen Killer« schneller und besser in den Griff bekommen kann. Und dafür haben Wissenschaftler neue Möglichkeiten gefunden.

Es gibt beispielsweise eine einfache, nahezu banale Übung, die von Experten an der Universität von Michigan in den USA entdeckt worden ist, als sie rund 1.000 Patientenstudien analysiert und ausgewertet hatten. Man kann mit bloßen Händen den Blutdruck senken, ihn einfach runterdrücken.

Wie sich der Blutdruck durch Druck reduzieren lässt

▶ Mehrmals am Tag die Finger beider Hände ineinander verzahnen, fest kneten und drücken. Jeweils 40 Sekunden lang. Außerdem sollte man beide Hände intensiv miteinander massieren, etwa wie beim gründlichen Händewaschen, bloß ohne Wasser.

Die Medizinexperten waren selbst erstaunt: Innerhalb von vier Wochen konnte bei den meisten Patienten allein durch diese Übungen mit den Händen der Blutdruck um bis zu 10 Prozent gesenkt werden. Einer der Ärzte meinte: »Einfach faszinierend!«.

▶ Man hat in letzter Zeit noch eine weitere Naturkraft entdeckt, mit der man erhöhten oder zu hohen Blutdruck positiv beeinflussen kann. Südtiroler Wissenschaftler haben festgestellt, dass in und unmittelbar unter der Schale fast aller Apfelsorten spezielle Boaktivstoffe enthalten sind, die genau jene Enzyme abbremsen und ausschalten, die im menschlichen Körper für den Bluthochdruck verantwortlich sind. Studien haben ergeben, dass die Blutdruck senkende Wirkung der Äpfel so effektiv ist wie ein herkömmliches Blutdruckmedikament. Wer also jeden Tag drei Äpfel mit Schale genießt und intensiv kaut, bekommt seinen Blutdruck oft wunderbar in den Griff.

- Eine andere Möglichkeit, die für viele neu sein wird: Trinken Sie über längere Zeit jeden Tag einen halben Liter Rote-Bete-Saft. Der rote Farbstoff der Knolle – der Bioaktivstoff Betanin –, senkt erhöhten und zu hohen Blutdruck.

- Amerikanische Studien haben ergeben: Der Aroniasaft – der Saft aus der Aroniabeere –, kann auch als »Blutdruckpolizei« eingesetzt werden. Der dunkelblaue Farbstoff im Saft ist reich an Anthocyanen. Sie stärken Herz und Kreislauf, aber auch das Immunsystem. Und man kann mit Aroniasaft auch den erhöhten oder zu hohen Blutdruck senken. Dafür sollte man jeden Tag, am besten gleich zum Frühstück, ein Glas Aroniasaft trinken.

- Chinesische Ärzte wundern sich, dass es sich im Westen noch nicht herumgesprochen hat, dass man mit gedämpftem Reis den Blutdruck positiv beeinflussen kann. Dazu sollte man in den Speiseplan so oft wie möglich Reis als Beilage einbauen. In China ist es üblich, dass man gezielt roten Reis oder rotes Reismehl einsetzt. Dafür wird der weiße Reis einem speziellen Fermentationsprozess unterzogen, wobei Mevinolinsäure und Monacoline entstehen, die nicht nur den Reis rot färben, sondern auch Cholesterin- und Blutdruckwerte harmonisieren.

- Der Klassiker auf dem Gebiet des Blutdrucksenkens ist und bleibt der Knoblauch. Sie sollten dafür jeden Tag fünf frische Knoblauchzehen verzehren. Die dünn geschnittenen Knoblauchscheiben legen Sie am besten auf eine mit wenig Butter bestrichene Scheibe Vollkornbrot.

Allerdings müssen Sie wissen: Auch für die natürlichen Blutdrucksenkern gilt, wie für Medikamente auch: Wenn Sie damit aufhören, steigt der Blutdruck wieder an.

Also: Tun Sie etwas, damit Ihr gesunder Blutdruck lange gesund bleibt...

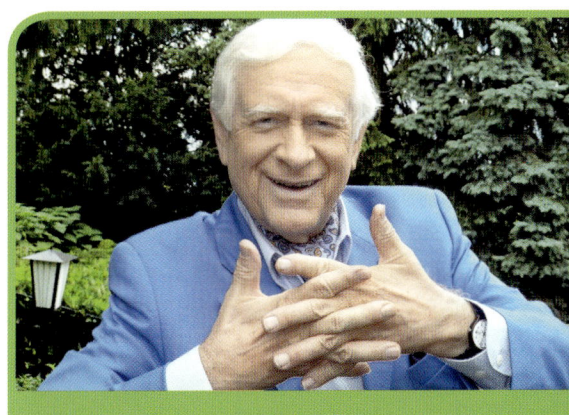

Allein mit dem Massieren und Drücken der Hände lässt sich der Blutdruck u. U. senken! Einfacher geht es nicht.

Heiserkeit:
Rezepte gegen eine versagende Stimme

Es passiert von einem Augenblick zum anderen, sehr oft schon am Morgen nach dem Aufstehen: Die Stimme ist fast weg und total heiser. Die Stimmbänder geben nur Bruchstücke von sich. Besonders davon betroffen sind Frauen und Männer ab 50. Die Stimme klingt rau, belegt, tonlos. An sich ein harmloses Problem, aber höchst unangenehm. Fast jeder, der betroffen ist, möchte mit Naturrezepten an das Problem herangehen.

Oft ist die Heiserkeit die Begleiterscheinung einer Erkältung wie etwa einer Mandel-, Hals- und Rachenentzündung, ausgelöst durch einen nächtlichen Schlaf mit offenem Mund. Dabei trocknen nicht nur die Mundschleimhäute aus, sondern auch die Stimmbänder. Heiserkeit kann aber auch entstehen, wenn die Stimmbänder überfordert worden sind, wie durch lautes Sprechen, Schreien oder Singen. Oder aber die Stimmbänder sind durch übermäßigen Alkoholgenuss angeschwollen. Bei älteren Menschen kann Heiserkeit auch durch Ärger, Ängste, Kränkung und Kummer entstehen. In allen Fällen ist die Schwingung der Stimmlippen in den Stimmbändern beeinträchtigt.

Natürliche Rezepte, um wieder bei Stimme zu sein

▶ Halten Sie die Schleimhäute feucht und verwenden Sie bestimmte Heilkräuter. Bereiten Sie Käsepappel-, Eibischwurzel-, Holunderblüten- oder auch Lavendelblütentee zu. Trinken Sie von einem dieser Tees und inhalieren Sie die aufsteigenden Dämpfe des heißen Tees.

▶ Sehr bewährt haben sich auch Inhalationen. Dafür zwei Liter Wasser mit fünf Esslöffeln Meersalz vermengen, erhitzen und den angereicherten aufsteigenden Wasserdampf einatmen.

▶ Auf dem Land sind auch heute noch sogenannte Wickel beliebt: Für den Quarkwickel trägt man auf ein Tuch ganz dick zimmerwarmen Quark auf und drückt dann den Quark mit dem Tuch um den Hals und bindet darüber ein Wolltuch. Über Nacht einwirken lassen.

▶ Oder ein auf einer Herdplatte erhitzte Zwiebel in kleine Stücke hacken, dick in ein Leinentuch einschlagen und das Tuch an den Hals legen. Darüber kommt ein zweites Tuch. Man kann aber auch drei bis fünf warme zerdrückte Pellkartoffeln in ein Tuch einschlagen und auflegen.

▶ Ein kurioses Rezept aus alter Zeit: Bereiten Sie drei Bratäpfel zu und essen Sie alle drei mit Genuss nacheinander.

▶ Sehr wirksam ist Zwiebelwasser zum Trinken und zum Gurgeln. Eine große Zwiebel wird geschält, in Scheiben geschnitten. Die Scheiben in einen Suppenteller legen

und lauwarmes Wasser darüber gießen. Das lässt man zugedeckt ein paar Stunden stehen. Dann nimmt man die Zwiebelringe heraus und trinkt das Wasser tassenweise oder gurgelt damit.

▶ Wer wenig Zeit hat, kann sich Gurgellösungen rasch selbst zubereiten: Geben Sie in ein Glas lauwarmes Wasser zehn Tropfen Salbeitinktur, australisches Teebaumöl oder Propolistinktur. Gut verrühren und intensiv damit gurgeln.

Maßnahmen, die bei Heiserkeit beachtet werden müssen:

▶ Halten Sie den Halsbereich warm, am besten mit einem dicken flauschigen Schal.

▶ Schweigen Sie einige Tage. Vor allem Flüstern und Räuspern ist Gift für die Stimmbänder.

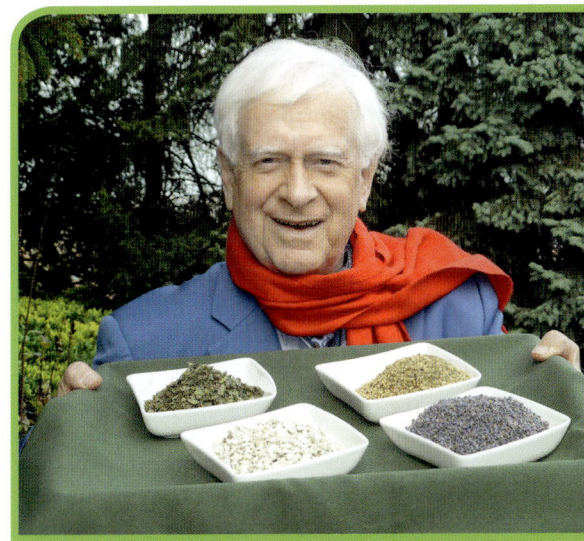

Mein Tipp: Heiserkeit mit einem dicken Schal um den Hals und Inhalationen von Aufgüssen mit Lavendel- Holunder- Käsepappelblüten oder Eibischwurzeln behandeln.

- Meiden Sie nach Möglichkeit trockene und kalte Luft, Zigarettenrauch und Alkohol.
- Meiden Sie Klimaanlagen in Räumen und im Auto.
- Getränke sollten nur lauwarm sein.
- Meiden Sie ein altes Hausmittel unserer Großmütter: heiße Milch mit Honig. Das verschleimt die Stimmbänder und behindert den Heilungsprozess.

Wenn sich die Heiserkeit trotz der Naturrezepte nach einer Woche nicht bessert, wenn auch noch Atemnot und Schluckbeschwerden dazu kommen, müssen Sie das Problem vom Arzt abklären lassen.

Mittagsmüdigkeit: so lässt sie sich besiegen

Es ist ein weit verbreitetes Problem für Menschen über 50: Man genießt das Mittagessen und wird unmittelbar danach von einer bleiernen Müdigkeit überfallen. Im Grunde genommen ein logischer Vorgang im Organismus: Vom Gehirn wird ein Großteil des Blutes in den Verdauungstrakt dirigiert, wo es dringend gebraucht wird. Im Kopfbereich fehlt es. Und das macht müde und denkfaul. Es gibt allerdings viele einfache Maßnahmen, mit denen man erfolgreich gegen die Mittagsmüdigkeit ankämpfen kann, sodass man fit und vital durch den Nachmittag kommt.

Maßnahmen gegen die Mittagsmüdigkeit

- Wählen Sie mittags Speisen, die lang anhaltende Energie liefern und gleichzeitig die Sauerstoffversorgung zum Gehirn fördern. Das schaffen Sie mit Fischgerichten.
- Egal, ob Sie zu Hause essen, ein Restaurant oder eine Kantine besuchen: Beginnen Sie die Mahlzeit mit Salat. Wenn Sie nachmittags nicht müde sein wollen, dann sollte es nicht nur Blattsalat sein. Genießen Sie dazu ein hart gekochtes Ei oder gebratene Hähnchen- oder Putenstreifen.

▶ Blattsalat an sich ist ein ganz wichtiger Auftakt für eine Mahlzeit. Dazu gibt es eine schweizerische Ernährungsstudie. Wenn man nämlich zum Start etwas Gesundes mit reichlich Vitaminen, Mineralstoffen und Spurenelementen verzehrt, verkraftet der Organismus danach auch etwas weniger Gesundes. Und auch das schützt vor der Mittagsmüdigkeit.

▶ Wer mittags zu viel Fleisch isst und am Vormittag viel Stress hatte, der ist übersäuert und das macht müde. Bauen Sie in ihr Mittagessen basische Naturprodukte ein. Zum Beispiel mit einer Gewürz- oder Salzgurke, mit Radieschen oder Möhren.

▶ Wenn Sie gern pikant oder scharf essen und vor allem, wenn Sie das vertragen, ist es sinnvoll, in einem spanischen oder mexikanischen Restaurant zu essen. Das fördert die Dynamik und den Schwung am Nachmittag, während diejenigen, die Schweinebraten und Klöße gegessen haben, schlapp im Sessel hängen.

▶ Eine Mittagsmahlzeit muss immer Eiweiß liefern, denn das garantiert für nachmittags Kraft und Energie.

Doch es muss nicht unbedingt tierisches Eiweiß sein. Es gibt sehr gute pflanzliche Eiweißquellen: Bohnen, Linsen, Erbsen, Sojaprodukte, Nüsse, Avocados, Endiviensalat sowie Radiccio.

▶ Tierisches Eiweiß versorgt uns am Nachmittag besser mit Energie, wenn wir mittags die Eiweißverdauung optimieren. Das schafft man, wenn man vor dem Essen eine Orange, Mandarine oder Grapefruit genießt oder wenn man auf das Fleisch oder den Fisch etwas Zitronensaft träufelt.

▶ Es ist nicht empfehlenswert, direkt von der Arbeit zum Essen zu gehen, denn das fördert die Müdigkeit nach der Mahlzeit. Besser ist es, vorher einen entspannenden Spaziergang zu machen oder in einem nahen Park ins Grüne zu schauen.

▶ Eine schwedische Studie warnt: Man sollte mittags niemals im Stehen essen. In diesem Fall anerkennt der Verdauungstrakt die Nahrung nicht als vollständige Mahlzeit, man isst mehr und wird daher besonders müde. Es stellt sich schnell wieder unberechtigter Hunger ein.

▶ Wenn Sie sich nach dem Mittagessen müde und träge fühlen, können

Sie sich mit einem einfachen Griff geistig und körperlich fit machen. Verzahnen Sie die Finger beider Hände ineinander und reiben Sie die Handballen, bis diese warm werden. Sie aktivieren damit die Leber, unterstützen die Verdauung und zaubern die Müdigkeit weg.

▶ Manche sehen im Kampf gegen die Müdigkeit nach dem Essen als einzige Lösung den Mittagsschlaf. Das ist ein heikles Thema. Wer nämlich länger als 15 Minuten schläft, ist für den Rest des Tages nicht mehr zu gebrauchen und bleibt müde. Außerdem kann der Betroffene dann abends nicht einschlafen, weil ihm die natürliche Müdigkeit fehlt. Legen Sie sich nicht hin, um zu schlafen, lehnen Sie sich besser in einem Stuhl zurück, schließen Sie die Augen und legen Sie einen Schlüsselbund in die linke Hand. Nach zehn bis 12 Minuten entspannen sich die Muskeln der Hand und der Schlüsselbund fällt zu Boden. Man ist wieder hellwach und hat die Mittagsmüdigkeit besiegt.

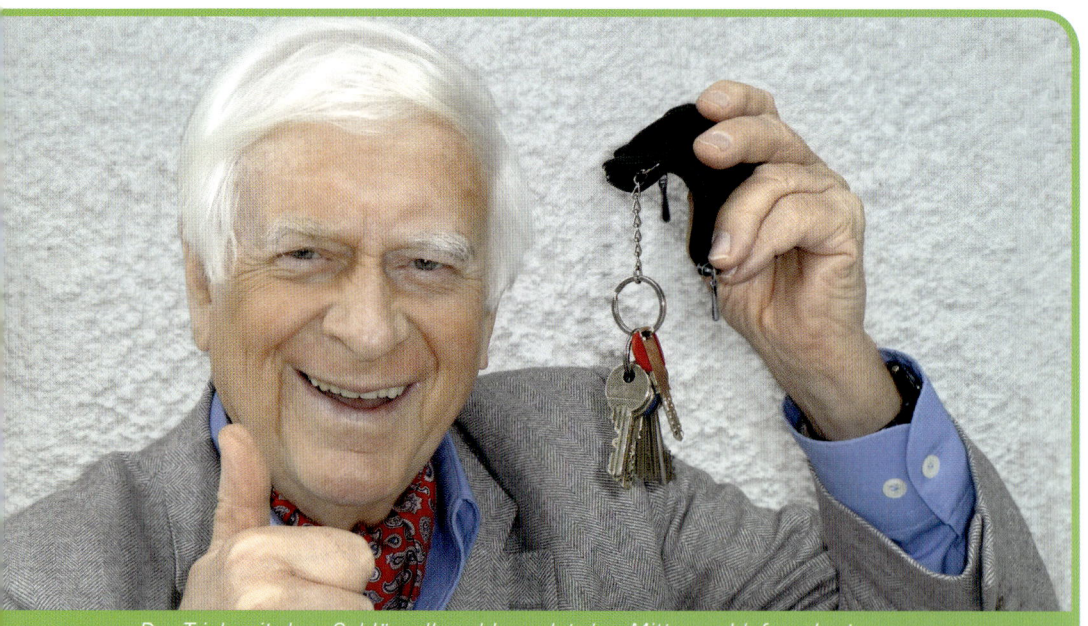

Der Trick mit dem Schlüsselbund beendet den Mittagsschlaf nach etwa zehn bis 12 Minuten.

Falten: Mit Vitaminen, Schlaf und Wasser lindern

Vor allem für viele Frauen kommt der Tag, an dem sie in den Spiegel schauen und sich eingestehen müssen: »Ich fühle mich zwar noch recht jung, aber meine Haut zeigt, dass ich es nicht mehr bin.« Es sind die Falten, welche unbarmherzig auf das wahre Alter hinweisen. Man könnte das – verglichen mit einer Waschmaschine z. B. –, als Materialermüdung bezeichnen. Doch darf man das nicht so hinnehmen. Wie alt eine Frau auch ist: Sie sollte den Kampf gegen die Gesichtsfalten aufnehmen. Man kann dem Teint wieder Spannkraft und Elastizität geben: mit Vitaminen, Wasser und Schlaf.

Bevor man diese drei Kräfte für ein jüngeres Aussehen einsetzt, muss der Lebensstil in Ordnung gebracht werden. Das bedeutet: Sofort mit dem Rauchen aufhören, wenig Alkohol trinken, gesunde Ernährung anstreben und nach Möglichkeit vor allem auch Umweltschadstoffen aus dem Weg gehen.

Warum kann man mit bestimmten Vitaminen innerlich und äußerlich die Haut jung erhalten und wieder attraktiver machen? Vitamine sind die stärksten Antioxidantien gegen die freien Radikalen, die allseits bekannten, hoch aggressiven Schadstoffmoleküle, welche die Haut krank machen und frühzeitig altern lassen. Sie regulieren wirksam den Feuchtigkeitshaushalt, machen die Haut elastischer. Man darf nicht ungeduldig sein und die Wirkung langfristig sehen.

Die Vitamine, die helfen, Falten wirksam zu bekämpfen

▶ Vitamin E hält vor allem trockene und empfindliche Haut jung. Es kann zellschädigende Substanzen abhalten und neutralisieren. Und es kann die Zellneubildung fördern. Vitamin E tanken wir mit Vollkornprodukten, Walnüssen, Butter, Eiern und Mandeln.

▶ Vitamin A regt die Produktion von neuen Hautzellen an und kann Hautflecken reduzieren. Die Hornschicht kann verjüngt werden. Vitamin A bekommen wir von Möhren, Spinat, Brokkoli, Vollmilch und Wassermelonen.

▶ Vitamin C kann Entzündungen hemmen, welche das Älterwerden fördern. Dieses Vitamin ist wichtig für die Produktion von Kollagen, das die Haut elastisch hält. Pigmentflecken können aufgehellt werden. Vitamin C für die Haut liefern Orangen, Kiwis, Grapefruit, Äpfel, grüne Erbsen und frischer Spargel.

▶ Vitamin B 5 verbessert die Feuchtigkeit der Haut und hat bei Reizungen eine stark beruhigende Wirkung. Damit kann dieses Vitamin den Einfluss der Sonne entschärfen. Mit Vitamin B 5 versorgen unsere Haut die Wassermelone, Champignons, Sonnenblumenkerne, Erdnüsse und Hühnerleber.

▶ Gurkenscheiben auf der Haut wirken wie ein Vitamincocktail.

▶ Jede Frau, die etwas gegen ihre Falten tun will, sollte sich diese Vitamine aus der Nahrung zuführen. Gleichzeitig ist es auch sinnvoll, Kosmetika zu verwenden, die mit diesen Vitaminen angereichert sind: Salben, Cremes, Lotions.

▶ Unterstützend können im Kampf gegen Falten auch Heilkräuter eingesetzt werden. Dazu gehören der Rotklee mit pflanzlichen Hormonstoffen, aber auch Sojapulver, Ginseng und Olivenöl, das man in der Ernährung verwendet, aber auch ganz einfach in die Haut einmassiert. Sehr hilfreich kann auch eine Salbe aus Ringelblumen sein oder aber eine Trinkkur mit Ringelblumenblütentee.

▶ Ein wichtiger Partner der Vitamine gegen Falten ist auch ein ungestörter, entspannter Schlaf, wobei die Haut regenerieren und sich erholen kann. Wichtig ist dabei, dass im Schlafzimmer eine Luftfeuchtigkeit von 50 bis 60 Prozent herrscht. Das kann man mit einem Gerät namens Hygrometer kontrollieren.

▶ Und damit ist schon die nächste wirkungsvolle Waffe gegen Falten genannt: Flüssigkeit. Die Haut einer reiferen Frau kann nur elastisch und jugendlich bleiben, wenn sie jeden Tag mit eineinhalb bis zwei Liter Wasser von innen her versorgt wird. Das gilt natürlich auch für Männer, was von den meisten aber nicht so ernst genommen wird.

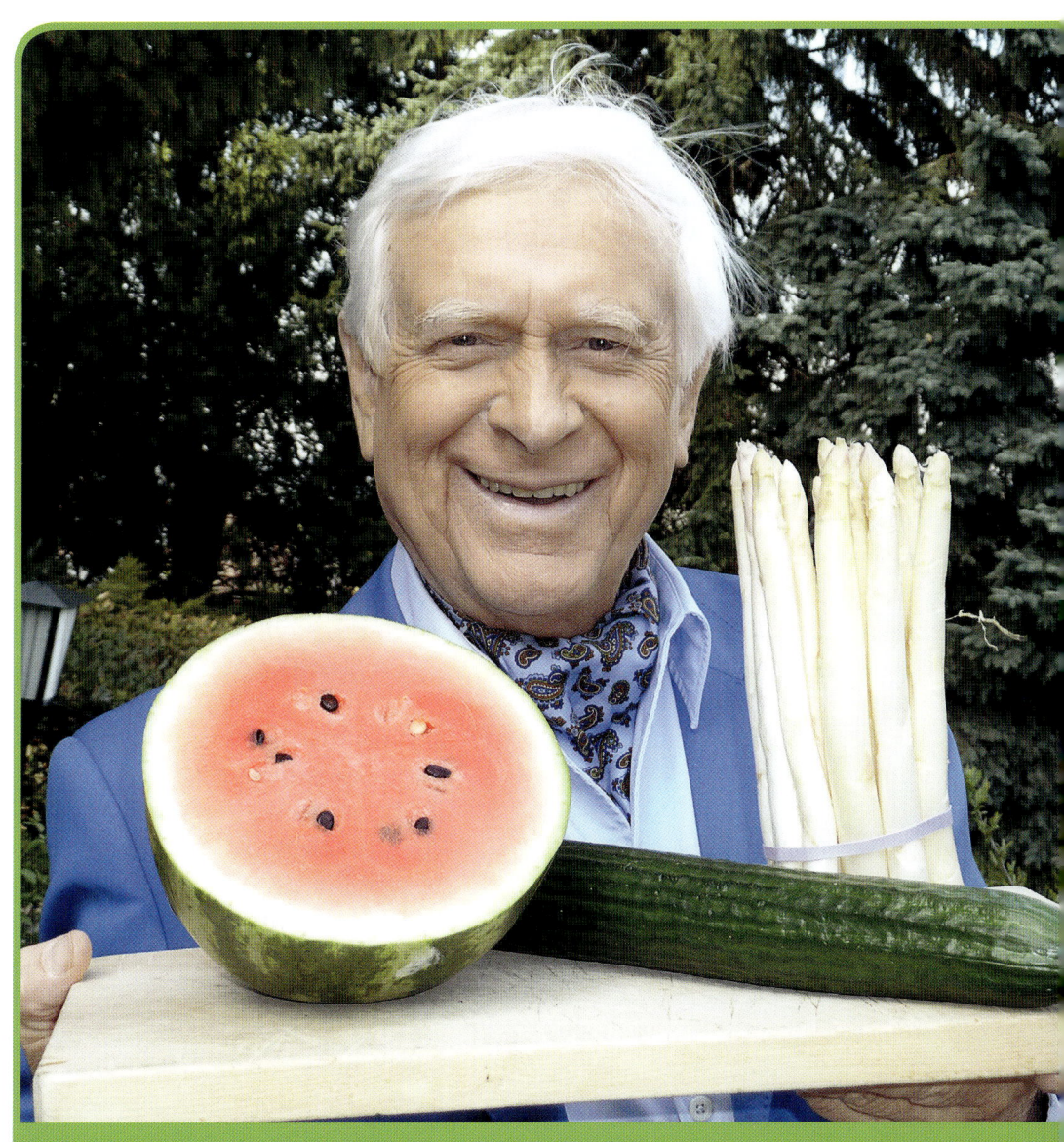

Drei Naturprodukte, mit denen Falten bekämpft werden können: die Wassermelone, die Gurke und frischer Spargel.

Elektrosmog:
So schützen Sie sich davor in Ihrer Wohnung

Elektrische Geräte und Leitungen, Steckdosen, Mobiltelefone, Schnurlostelefone, Computer, Notebooks, Radiowecker, Mikrowelle, Waschmaschine, Trockner, Radio und Fernsehgeräte: Viele Wohnungen sind voll davon und die sorgen für jede Menge Strahlung, die im Volksmund als Elektrosmog bezeichnet wird. Nach Schätzungen der Weltgesundheitsorganisation WHO sind in Europa etwa zehn Prozent der Bevölkerung elektrosensibel und leiden mehr oder weniger unter dem Elektrosmog. Besonders betroffen sind Frauen und Männer ab 50. Die Zahl der Betroffenen nimmt unaufhaltsam ständig zu.

Elektrosmog kann eine Reihe von Befindlichkeitsstörungen auslösen: Kopfschmerzen, Schlafstörungen, Nervosität, verstärktes Herzklopfen, Konzentrationsstörungen, Müdigkeit, Schwindelgefühle, ja mitunter sogar Tinnitus. Treten langfristig derartige Beschwerden auf, sollte man die Elektrosmogbelastung kontrollieren. Denn eins ist bereits wissenschaftlich nachgewiesen: Zellen und Organe des menschlichen Körpers verständigen sich auch durch elektrische Signale. Daher ist anzunehmen, dass Elektrosmog das zentrale Nervensystem, Hormone und Chromosome stark belastet.

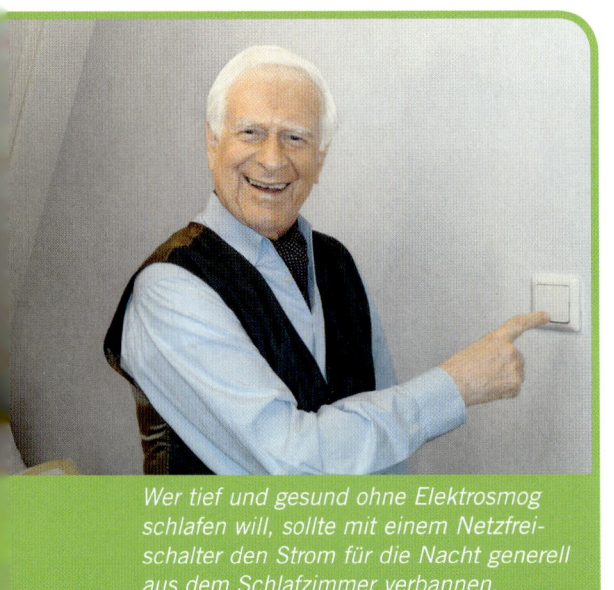

Wer tief und gesund ohne Elektrosmog schlafen will, sollte mit einem Netzfreischalter den Strom für die Nacht generell aus dem Schlafzimmer verbannen.

So kann man sich vor dem Einfluss von Elektrosmog schützen

▶ Der Abstand zwischen dem Fernsehschirm oder dem Radioapparat und dem Platz, wo man sitzt, sollte mindestens zwei Meter betragen.

▶ Wer in der Küche unbedingt einen Mikrowellenherd haben und nutzen möchte, sollte sich nicht direkt vor dem Gerät aufhalten, wenn es eingeschaltet ist. Und man sollte sich bewusst sein: Auch der Elektroherd, der Induktionsherd sowie der Toaster geben Elektromog ab, wenn sie in Betrieb sind.

▶ Was die Beleuchtung betrifft, so ist die beste Alternative zur einstigen guten alten Glühbirne eine geerdete Halogenlampe. Energiesparlampen und Leuchtstoffröhren sollten nur dort verwendet werden, wo sie mehr als zwei Meter vom Körper entfernt sind. Energiesparlampen in Stehlampen oder Nachttischlampen erzeugen zum Teil erhebliche elektrische und magnetische Wechselfelder, die bei elektrosensiblen Menschen zu Kopfschmerzen, Konzentrationsstörungen und Schwindelgefühlen führen.

▶ In Räumen, in denen man sich viele Stunden am Tag aufhält, sollte man auch zu den elektrischen Leitungen, zu Kabeln und Geräten einen Abstand von zwei Metern einhalten. Wer sich vor dieser Bestrahlung schützen will, sollte sich geschirmte Kabel, Stecker und Verteiler vom Elekrofachmann montieren lassen.

▶ Auch Computerbildschirme und Notebooks produzieren elektrische Wechselfelder. Eine WLAN-Anlage sondert ständig gepulste Mikrowellen ab.

▶ Eine besondere Gefahr stellen Schnurlostelefone und Babyphones dar. Die Aufladestation sendet ununterbrochen Mikrowellen aus. Strahlungsfrei ist lediglich das herkömmliche Telefon mit Kabel.

▶ Ein spezielles Problemfeld ist das Schlafzimmer. Während der erholsamen Nachtruhe sollten keine elektromagnetischen Strahlen auf den Köper einwirken. Stellen Sie den Radiowecker nicht in Kopfhöhe neben das Bett. Das gilt auch für andere Geräte, Steckdosen und Leistungen. Auch die Heizdecke erzeugt Elektrosmog. Verzichten Sie auf zu viele Lichtquellen im Raum. Die ideale Lösung: Lassen Sie einen Netzfreischalter oder einen Netzabkoppler montieren. Sie können dann, wenn Sie zu Bett gehen, mit einem Klick den gesamten Strom und damit auch den Elektrosmog aus dem Schlafzimmer verbannen und der Raum ist strahlungsfrei.

Sie sehen: Vor dem Elektrosmog, der in den eigenen vier Wänden produziert wird, kann man sich durchaus schützen.

Die Ingwerwurzel: vielseitiges Heilmittel

Die Ingwerwurzel ist seit Jahrtausenden aus der Küche und der Medizin Asiens nicht wegzudenken. Sie hat aber auch bei uns in den letzten Jahren viele Freunde gewonnen. Das hat zur Folge, dass sich auch europäische Wissenschaftler mehr und mehr mit dieser Wurzel befassen. In jüngster Zeit sind Ärzte, Forscher und Ernährungsfachleute zu dem Schluss gekommen: Die Ingwerwurzel kann noch sehr viel mehr als bisher angenommen wurde.

Die meisten von uns verwenden die Ingwer als Gewürz in der Küche:

Wissenschaftler haben entdeckt, dass die Ingwerwurzel weit mehr kann als bisher angenommen.

für Reis, Quark, Lamm- und Schweinefleisch. Oder sie brauen sich einen Ingwertee zur Vorbeugung und Behandlung von Erkältungen. Fünf dünne Scheiben von einer geschälten frischen Wurzel werden in einer Tasse mit kochendem Wasser begossen und lässt das zehn Minuten zugedeckt ziehen. Den Tee mit etwas Honig und frisch gepresstem Zitronensaft vermischt trinken.

Nun haben Wissenschaftler neue Wirkmechanismen im Ingwer entdeckt, die zum Teil auch schon genutzt werden. Ingwer wärmt nicht nur innerlich. 22 ätherische Öle stärken unsere Nerven, können Entzündungen hemmen, wirken lindernd auf rheumatische Schmerzen und halten das Blut flüssig. In diesem Zusammenhang ist auch interessant, was amerikanische Ärzte nachgewiesen haben: Pflanzliche, neu entdeckte Hormonstoffe in der Ingwerwurzel halten unsere Körperzellen jung. Der Ingwer hat somit Anti-Aging-Eigenschaften.

Anhänger von Naturheilmitteln fragen oft: »Was sagt denn die Schulmedizin zum Ingwer?« Viele Ärzte haben ihn längst schätzen gelernt.

Die positiven Eigenschaften von Ingwer

▶ Ingwer hilft mit, Stress abzubauen. Er bietet dadurch einen gewissen Schutz vor dem gefürchteten Burn-out-Syndrom.

▶ Kopfschmerzen kann man mit Hilfe von Ingwer schneller lindern.

▶ Ingwer hat einen überaus positiven Einfluss auf Herz und Kreislauf. Viele Patienten wenden Ingwer in Absprache mit ihrem Arzt therapeutisch an. Das ist deshalb so wichtig, weil Ingwer zwar auf lange Sicht positiv auf den Blutdruck wirkt, anfangs aber bei manchen Menschen den Blutdruck hebt.

▶ Sehr wirksam wird Ingwerpulver zur Bekämpfung des Reflux (Sodbrennen) eingesetzt. Man verwendet jeden Tag eine Messerspitze des Pulvers in der Suppe, im Salat oder pur in Wasser vermischt als Getränk. Das stärkt die geschwächte Klappe zwischen Magen und Speiseröhre, durch die Magensaft aufsteigt.

▶ Ganz neu aber hat die Medizin die Ingwerwurzel für einen heiklen Einsatz entdeckt. Man weiß seit jeher, dass Ingwer mit Erfolg gegen die Reisekrankheit hilft, wenn ein Stück frischer Ingwer gekaut wird. Daraus haben Ärzte eine neue Idee entwickelt: Patienten werden nach einer Chemotherapie oder nach einer Operation mit Ingwer versorgt. Viele klagen nämlich in beiden Fällen über starke Übelkeit. Die Wirkstoffe der Ingwerwurzel greifen direkt in das Brechzentrum des menschlichen Gehirns ein und hemmen dort jene Botenstoffe, welche die Übelkeit auslösen.

▶ Die Behandlung von Rheumakranken mit Ingwer verläuft positiv, weil die Patienten weniger Medikamente einnehmen und deutlich spüren, dass allein durch das Trinken von Ingwertee Schmerzen gelindert werden können. Das sind die entzündungshemmenden Öle der Ingwerwurzel.

Wer Ingwer als Hausmittel für die Gesundheit nutzen will, muss bei Einkauf und beim Aufbewahren einiges beachten: Frische Wurzeln sollen glatt und prall sein und möglichst eine seidig aussehende Schale haben. Schrumpelige Exemplare sind alt und haben keine Wirkstoffe mehr. Im Gemüsefach des Kühlschranks hält eine frische Ingwerwurzel bis zu zehn Tagen.

Massagen:
wertvoller als vielfach angenommen

Ganz ehrlich: Wenn Sie das Wort Massage hören, dann denken Sie nicht sofort an eine Krankheit, sondern eher an Entspannung, Wellness und Wohlfühlen. Wenn Ihnen jemand erzählt, dass er sich in den nächsten Tagen und Wochen regelmäßig massieren lässt, vermuten Sie, dass er relaxen möchte.

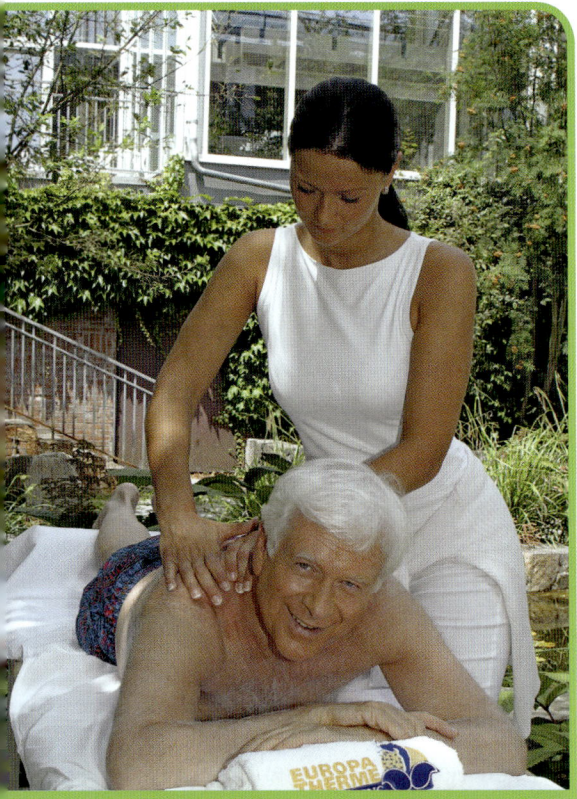

Eine medizinische Massage wirkt wie ein Jungbrunnen!

Das ist allerdings ungerecht. Wir sollten wissen: Körpermassage zählt zu den ältesten Naturheilmitteln in der Geschichte der Medizin. Sie kann Schmerzen lindern, Verspannungen lösen und Stress abbauen.

Kinder wissen das instinktiv und bitten darum: Wenn sie gestürzt sind oder sich weh getan haben, dann genießen sie es, von der Mutter massiert zu werden. Das Faszinierende aber ist: Die Kinder greifen sofort zur Selbsthilfe und reiben mit ihren kleinen Händen die betroffene Körperstelle. Und genau dasselbe tun auch Erwachsene.

Im alten Ägypten, in China und Persien: Überall hat man vor tausenden Jahren die wohltuende medizinische Wirkung der Massage geschätzt. Massagen – kombiniert mit Ölen –, sind auch ein fester Bestandteil der indischen Ayurveda-Medizin. Und der griechische Arzt und Naturheiler Hippokrates legte jedem seiner jungen Ärzte nahe, die Kunst des Massierens zu erlernen.

Auch die heutige moderne Schulmedizin hat erst spät, dabnn aber doch die Massage als ernsthafte Therapieform anerkannt. Das ist vor allem dem schwedischen Gymnastiklehrer Pehr Henrik Ling zu danken. Man nennt ihn daher auch den »Vater der klassischen Medizinmassage«. Anfangs haben ausschließlich Ärzte Massagen durchgeführt. Das ist heute in erster Linie Aufgabe von gut ausgebildeten Masseuren und Physiotherapeuten.

Was eine Medizinmassage alles bewirken kann:

► Sie verbessert entscheidend die Durchblutung des ganzen Körpers oder ganz bestimmter Körperteile.
► Verkrampfungen und Verspannungen werden wohltuend gelockert.
► Eine gute Massage kann Schmerzen lindern oder zumindest vorübergehend komplett ausschalten. Besonders gut wirken Massagen bei Rückenschmerzen. In diesem Fall werden die Massagen oft mit physiotherapeutischen Maßnahmen kombiniert.
► Massagen können aber auch Hautunreinheiten bekämpfen, können obendrein die Haut elastisch und jung erhalten.
► Der Stoffwechsel wird in Schwung gebracht, der Kreislauf stabilisiert.
► Massagen sind auch eine gute Vorbeugungsmaßnahme und schützen vor einer Reihe von Krankheiten. Frauen und Männer über 50, die

sich zuvor noch nie einer medizinischen Massage unterzogen haben, zeigen meist bei ersten Mal große Scheu, vor einem fremden Menschen fast oder ganz nackt zu liegen. Eine gute Masseurin oder ein guter Masseur schaffen aber schnell eine Atmosphäre des Wohlfühlens. Der beste Beweis: Viele Frauen und Männer sind vollkommen entspannt und schlafen bei der sogar Massage ein.

Man kann sich mit Massage viel Gutes tun. Wenn man in einem Thermalbad oder in einem anderen Kurzentrum die Möglichkeit hat, sich massieren zu lassen: greifen Sie zu. Es ist ein gewaltiger Therapiegewinn. Vor allem, wenn dabei duftende und hoch wirksame Kräuteröle verwendet werden.

Wichtig ist auch, dass man sich von der Masseurin oder vom Masseur einfache Massagegriffe zeigen lässt, die man dann selbst mit den eigenen Händen als kleine Anwendung daheim durchführen kann.

Der Rundrücken:
so können Sie sich davor schützen

Sie haben sicher schon ganz oft Frauen und Männer im fortgeschrittenen Alter gesehen, die weit vorgebeugt mit einem runden Rücken ihres Weges gehen. Vielleicht haben Sie so einen bedauernswerten Mitmenschen in Ihrer Familie oder in Ihrem Bekanntenkreis. Im Volksmund wird der runde Rücken oft als Buckel bezeichnet. In alten Märchen waren die Hexen damit ausgestattet. Heute sagt man: So ein Rundrücken macht die oder den Betroffenen um gute zehn Jahre älter. Jeder von uns muss daher alles tun, um möglichst früh einen runden Rücken zu verhindern oder – wenn man ihn hat –, gezielt zu bekämpfen, damit kann man nicht früh genug anfangen.

Mit dieser einfachen Übung können Sie das Risiko für einen schmerzenden Rundrücken reduzieren!

Wie kommt es denn eigentlich zu einem Rundrücken? Die meisten von uns arbeiten und leben in einer nicht gesunden Körperhaltung. Wir leben ständig mit einem vorgebeugten Oberkörper: beim Sitzen am Schreibtisch, beim Arbeiten und Spielen am Computer, beim Essen und beim Autofahren oder wenn wir etwas Schweres tragen oder heben. Wobei man betonen muss, dass die Belastung der Wirbelsäule beim Sitzen größer ist als im Stehen und Gehen.

Das Verhängnisvolle dabei ist: Diese Fehlhaltung nimmt im Laufe der Zeit Einfluss auf die ganze Wirbelsäule. Die Brustmuskulatur wird verkürzt und schwach. Die Muskeln zwischen den Schulterblättern werden immer schwächer und geben dem oberen Rücken keinen festen Halt mehr.

Aus dieser Fehlkonstellation entwickelt sich der runde Rücken. Wer davon betroffen ist, hat immer mehr Mühe, gerade zu gehen und zu stehen oder mit geradem Rücken zu sitzen. Der runde Rücken ist nicht nur schlimm anzusehen, er macht uns mit der Zeit auch krank, denn er schränkt die Funktion der

Lunge und all der anderen Organe im Brustkorb ganz enorm ein. Die Bandscheiben werden immer mehr belastet, was dramatische Folgen haben kann.

Außerdem ist der Rundrücken mit Schmerzen verbunden. Es kann zu einem starkem Stechen im Rücken, im Brustkorb, unter dem Rippenbogen, aber auch im Kopf und im Nacken kommen. Die können sich im Laufe der Zeit zu quälenden Dauerschmerzen entwickeln.

Wie kann man nun dieser Entwicklung gegensteuern? Wie lässt sich ein Rundrücken verhindern? Man muss die Muskulatur kräftigen, die den Rücken aufrichtet und die Brustmuskulatur dehnen. Dafür gibt es eine hervorragende Übung, die allerdings konsequent durchgeführt werden muss.

Eine Übung gegen den Rundrücken

▶ Nehmen Sie eine stabile, aufrechte Haltung ein, im Stehen oder im Knien. Im Stehen dürfen die Knie nicht durchgestreckt sein. Die Lendenwirbelsäule sollte ein natürliches Hohlkreuz zeigen. Beckenboden, Bauch und Rücken sollten etwas angespannt sein. Nun heben Sie beide Arme seitlich empor. Die Oberarme sollten sich auf gleicher Höhe wie die Schultern befinden. Die Unterarme zeigen im rechten Winkel nach oben. Die Handflächen schauen nach vorn.

Beugen Sie sich nun leicht und langsam nach vorn, ohne dass Sie die Spannung in der Rückenmuskulatur verringern. Auch das Hohlkreuz sollte erhalten bleiben. Ziehen Sie nun die Oberarme nach hinten, als wollten Sie die Schulterblätter berühren.

Atmen Sie dabei tief ein und heben Sie Kopf und Brust leicht an. Halten Sie diese Spannung und Dehnung für etwa 15 Sekunden, atmen dabei weiter und gehen dann langsam in die Ausgangsposition zurück. Wiederholen Sie die Übung drei bis sechs Mal täglich.

Mit dieser Übung schaffen Sie eine natürliche Gegenkraft gegen die Fehlhaltung des Rückens und können so einen Rundrücken verhindern oder von Mal zu Mal nach jeder Übung reduzieren.

Arthrose in den Fingergelenken: so bleiben sie beweglich

Bei vielen älteren Jahrgängen machen sich im Lauf der Zeit besonders bei Frauen mehr oder minder starke Abnutzungserscheinungen bemerkbar. Häufig betroffen sind die Gelenke in den Knien, in den Hüften und in den Fingern. Die Fingergelenkarthrose stört die Lebensqualität massiv, weil sie vieles im Alltag mühsam und schmerzhaft macht. Doch muss man das nicht einfach hinnehmen. Man kann etwas tun. Man kann sich schützen.

Betroffene wissen, wie belastend Verschleißerscheinungen in den Fingern sind. Jedes Mal, wenn

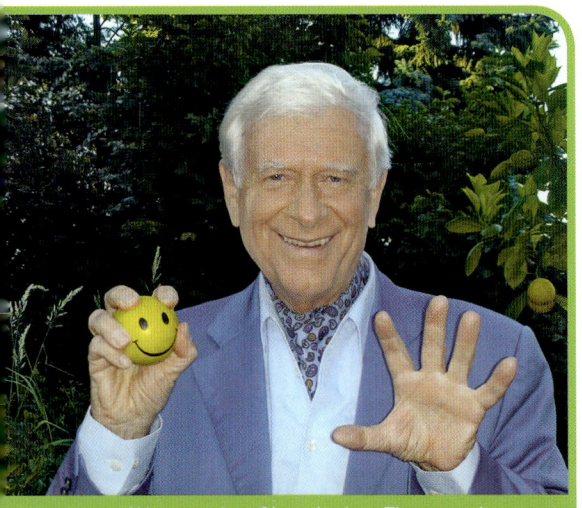

Wer regelmäßig mit den Fingern einen Ball knetet, bleibt trotz Arthrose gelenkig und oft sogar schmerzfrei.

man eine Flasche mit Schraubverschluss oder eine Konservendose öffnen will, ist das mit Schmerzen verbunden. Mitunter schafft man es gar nicht. Man kann oft nicht einmal den Türgriff bewegen. Und das Schreiben fällt schwer, weil man den Kugelschreiber nicht fest genug in der Hand halten kann. Viele, die an schmerzenden Fingergelenken leiden, begehen einen großen Fehler: Sie fassen nichts mehr an. Sie bewegen die Finger nicht mehr. Sie sitzen nur mehr untätig da. Oder sie weichen dem Schmerz aus und machen falsche, belastende Bewegungen. Die Folge: Muskel und Knochen werden noch schwächer. Der Verschleiß schreitet in erschreckendem Maße voran.

Egal, ob Sie noch gesund sind und sich vor einer Fingergelenkarthrose schützen wollen oder ob sie bereits darunter leiden: Sie müssen Ihre Finger ständig bewegen.

Einfache Übungen für den Erhalt der Beweglichkeit der Finger.

▶ Massieren Sie mit einer Hand die Finger der anderen Hand. Bei jeder Gelegenheit. Die Gelenke werden sanft »gestreichelt«.

- ▶ Kneten Sie in beiden Händen einen Igelball oder einen anderen weichen Kunststoffball. Das tut den Fingergelenken gut.
- ▶ Legen Sie beide Hände in ein Gefäß mit sehr warmem Wasser und bewegen Sie darin die Finger. Das macht gelenkig, fördert die Durchblutung und entspannt die Muskeln. Das Wasser sollte 38 bis 39 Grad Celsius haben und dauern sollte das Fingerbad höchstens 15 bis 20 Minuten.
- ▶ Wenn Sie beim Fernsehen den Fingern etwas Gutes tun wollen, dann legen Sie die schmerzenden Hände auf eine mit warmem Wasser gefüllte Wärmflasche.
- ▶ Wenn tagsüber die Schmerzen unerträglich werden, schlucken Sie vorerst keine Schmerztabletten, sondern halten Sie die Hände ein paar Minuten unter fließendes warmes Wasser.
- ▶ Legen Sie beide Hände auf den Tisch. Zuerst müssen die Finger eng aneinander liegen. Nun spreizen Sie die Finger weit auseinander, so weit es geht. Dann ziehen Sie sie wieder eng zusammen. Die Übung sollte zehn Mal wiederholt werden.
- ▶ Setzen Sie sich an einen Tisch und klopfen Sie mit den Fingerspitzen auf die Tischplatte. Oder tun Sie so, als würden Sie auf einem Klavier spielen.
- ▶ In derselben Position stellen Sie ein Trinkglas vor sich hin und greifen immer wieder danach, umfassen Sie es mit den Fingern. Das ist eine Übung, die im Alltag sehr nützlich ist.
- ▶ Füllen Sie eine große Bratpfanne mit Vogelsand aus einem Tierfachgeschäft. Erhitzen Sie den Sand im Backofen, stellen Sie die Pfanne auf einen Tisch und schieben Sie beide Hände in den nicht mehr allzu heißen Sand. Die anhaltende Wärme wirkt sich positiv auf die Gelenke aus.

Es gibt aber auch Tätigkeiten, die man bei einer Fingergelenkarthrose nicht machen sollte: Packen Sie nicht zu fest zu. Das verursacht Schmerzen und fördert die Abnützung. Tragen Sie keine zu schweren Lasten. Unterlassen Sie schwere Handwerksarbeiten. Gehen Sie niemals mit nassen Händen nach draußen, wenn es kalt ist.

So bleiben Geist und Seele jung

Glückshormone: so entscheiden Sie selbst darüber

Im Körper des Menschen werden zahllose Hormone produziert, die für ein gesundes, ausgeglichenes und glückliches Leben wichtig sind. Da gibt es die Schilddrüsenhormone, die Sexualhormone, die Hormone für die Immunkraft und die Glückshormone für das positive Denken und für die gute Laune. Waren Sie bisher auch der Meinung, dass Sie die Produktion dieser Hormone selbst nicht beeinflussen können? Da sind Sie aber schwer im Irrtum. Sie können sehr wohl über Ihre Glückshormone entscheiden und deren Entstehung massiv beeinflussen.

Das geht einfacher als Sie denken. Vor allem bei den beiden Glückshormonen Dopamin und Serotonin.

Beim Dopamin handelt es sich um die Vorstufe des Adrenalins. Es entsteht im Mittelhirn und ist ein ganz besonders interessanter Nervenbotenstoff. Nehmen wir an, Sie sind absolut antriebslos. Sie fühlen sich leistungsgebremst, haben weder Lust auf Arbeit noch auf Sport. Im Grunde genommen können Sie nichts dafür, dass Sie nicht motiviert sind. Ihr Zustand ist die Folge eines massiven Mangels des Hormons Dopamin.

Für die Produktion von Dopamin können Sie selbst sorgen. Unter folgenden Bedingungen kann das funktionieren:

▶ Genießen Sie oft eine Fischmahlzeit. Die Omega-3-Fettsäuren sind am Aufbau von Dopamin beteiligt. Ein Fisch mit besonders hohem Anteil an Omega 3 ist der Saibling.

▶ Essen Sie jeden Tag ein paar Walnüsse. Die wertvollen Fette, die sie enthalten, fördern die Produktion von Dopamin.

▶ Der Schlaf vor Mitternacht ist der gesündeste! Von 22 Uhr bis 24 Uhr wird im menschlichen Gehirn das meiste Dopamin ausgeschüttet. Man ist dann am nächsten Morgen nicht nur guter Laune, sondern auch voller Motivation für alles, was man tut.

▶ Wenn Sie dann noch mit einem optimalen Dopaminspiegel Sport treiben, kurbeln Sie noch einmal extra die Dopaminproduktion an.

Soweit der mögliche, persönliche Einsatz für den Dopaminhormonspiegel. Ähnlich kann man selbst auch den Serotoninspiegel beeinflussen.

Reden wir doch einmal von dem, was so viele von uns gern jeden Tag am Morgen oder am Vormittag essen möchten. Gehören Sie auch zu jenen Mitmenschen, die regelmäßig Appetit auf etwas Süßes haben: auf Kuchen, Kekse, auf Honig, Marmelade oder Konfitüre aufs Brot ? Oder gar auf Nougatcreme?

Vielleicht haben Sie sich bisher schon oft gefragt: Warum hat man speziell zum Tagesanfang so eine Sehnsucht nach Süßem? Das ist ganz einfach zu erklären: Der menschliche Körper braucht den ganzen Tag über das Gute-Laune-Hormon Serotonin, das bekannteste Glückshormon. Er braucht es, um mit Stress und Ärger besser fertig zu werden. Aber – was kaum jemand weiß –, in der Nacht, wenn wir schlafen, verbrauchen wir noch viel mehr Serotonin, allein schon für unsere Träume. Besonders aufregende Träume müssen wir mit viel Serotonin bezahlen.

Die Folge ist, dass wir am Morgen nach dem Aufstehen einen extrem niedrigen Serotoninspiegel haben. Daher sind viele Menschen nach dem Aufwachen so schlecht gelaunt.

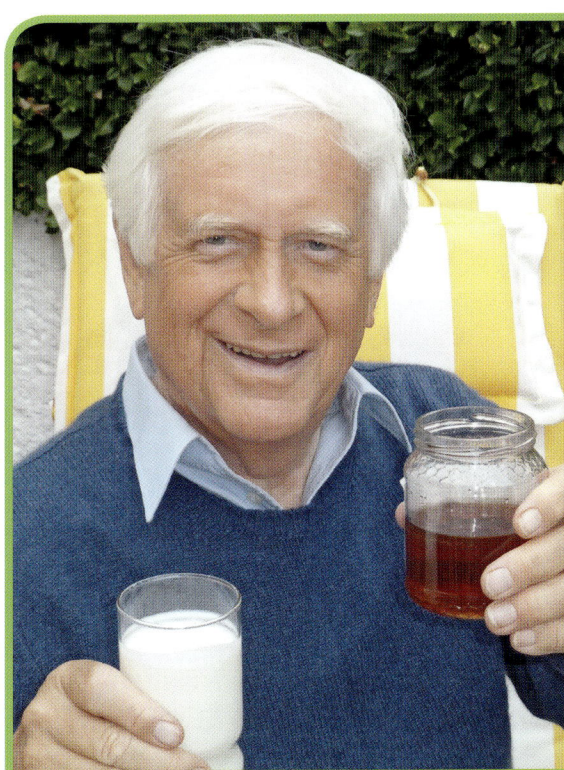

Honig zum Frühstück? Völlig legitim. Wir brauchen die Glucose für neues Serotonin.

Viele gehen dann raus und Joggen, weil sie da ersatzweise Endorphine – das sind andere Glückshormone –, ausschütten.

Für die Produktion von neuem Serotonin im Gehirn brauchen wir jedoch dringend süße Gaumenfreuden zum Frühstück oder am Vormittag. Das heißt: Es ist richtig, wenn wir zum Frühstück Marmelade, Honig oder Nougatcreme aufs Brot geben, wenn wir eine vollreife Banane oder einen süßen Apfel essen, wenn wir mit Leidenschaft ein Fruchtjoghurt genießen oder wenn uns der Sinn nach einem süßem Apfel, einer Birne oder einer Orange steht. Wir brauchen das einfach für unser Glücksgefühl, für einen positiven Tag. Für einen gesunden Serotoninspiegel.

Urlaub: die besten Tricks für die Erholung im Alltag

Jeder Mensch braucht für seine körperliche, seelische und geistige Gesundheit im Laufe des Jahres Abstand vom Alltagsleben. Die klassische Form ist eine Urlaubsreise. Man sucht ein Ferienziel, damit man sich dort erholen und regenerieren kann. Das geschieht meistens im Sommer. Doch viele, die sich bereits im reiferen Alter befinden, wollen gar nicht verreisen: Bus, Bahn oder Flugzeug sind für sie mit zu viel Stress verbunden. Andere wiederum haben Angst vor Anschlägen im fernen Ausland. Und wieder anderen fehlt einfach das Geld für eine weite Urlaubsreise. Oder es gibt den Partner nicht mehr, mit dem man solche Reisen gern durchgeführt hat.

Wer körperlich, geistig und seelisch gesund und fit durchs Jahr kommen will, der darf sich vom Alltag nicht überrollen lassen. Auch wenn man zu Hause bleibt, kann man Urlaubstricks in den Alltag einbauen, das ist wichtig und die schützen vor Erschöpfung, ständiger Müdigkeit oder aber auch schlechter Laune oder Lustlosigkeit. Das Gefühl von Ferien und Erholung kann man sich auch im Alltag verschaffen.

Die wichtigsten Maßnahmen für ein Feriengefühl im Alltag

► Stellen Sie für die sommerlichen Wochen die Ernährung auf Urlaub um. Zaubern Sie Mittelmeerkost auf den Teller. Eine Speise, die schnell zubereitet werden kann und die Ferienfreude vermittelt, ist Mozarella mit Tomaten und Basilikum. Aber auch Pesto – Nudeln mit Basilikumsoße – gehört dazu.

► Bauen Sie exotische Früchte – etwa als Vorspeise – in die Speisekarte ein. Melonen liefern ein typisches Feriengefühl. Beim Genießen denkt man automatisch an Sonne, Strand und Meer. Dabei ist es egal, ob es sich um Wasser-, Honig- oder Zuckermelonen handelt. Energie und Urlaubsstimmung kann man mit reifen Mangos und Papayas schon beim Frühstück herbeizaubern.

► Wenn Sie im Laufe des Jahres unentwegt für andere da sind, brauchen Sie eine gewissen Zeit, um ihre Batterien wieder aufzuladen. Das geht aber nur, wenn Sie im Alltag radikal eine Pause einlegen, nur für sich selbst da sind, wenn Sie »Nein!« sagen können. Ziehen Sie sich zwei bis drei Mal die Woche ins Badezimmer zurück, nehmen Sie ein Wannenbad mit Heilkräuterextrakten wie Rosenblüten, Lavendel, Eukalyptus.

► Lesen Sie ein Buch, hören Sie ungestört und allein Musik, die Sie mögen. Und achten Sie darauf, dass Sie jeden Tag etwa 30 Minuten in absoluter Stille ausruhen können. Gehen Sie in einem benachbarten Wald spazieren. Setzen Sie sich in eine Kirche. Und lassen Sie sich von Freunden und Verwandten keine belastenden Pflichten aufbürden. Nehmen Sie den Urlaub im Alltag ernst.

► Dazu gehört auch, dass Sie Muskeln und Gelenke fit halten. Bewegen Sie sich regelmäßig, wie Sie es in einem Urlaub auch tun würden. Fahren Sie Rad, machen Sie Gymnastik. Unternehmen Sie Spaziergänge.

► Viele ältere Frauen ziehen sich im Alltag an sonnigen Sommertagen häufig in ein dunkles Zimmer zurück. Das ist schlecht für die Knochen, weil in der Haut nur durch Sonneneinfluss das Vitamin D gebildet werden kann, das den Einbau von Calcium in die Knochen fördert. Gehen Sie hinaus in die Natur, wie

Sie es in einem echten Urlaub auch tun würden.

▶ Nützen Sie das schöne Wetter auch für soziale Kontakte. An einem schönen Sommertag sind die Menschen besser gelaunt und kommunikationsfreudiger. Eine Untersuchung der WHO, der Weltgesundheitsorganisation, hat ergeben: Menschen über 50 bauen Lebensfreude in sich auf, wenn sie in einem Park spielenden Kindern zuschauen und mit den Eltern Gespräche führen.

▶ Wenn Sie hin und wieder gern ein Gläschen Wein trinken, dann greifen Sie zu griechischen, italienischen oder spanischen Weinen, weil sie auch damit ein Feriengefühl aufbauen. Und genau das ist der Punkt: Wer in diesem Jahr keinen Urlaub machen kann oder will, der muss dem Alltag Urlaubsphasen aufzwingen. Der Gesundheit zuliebe, damit Sie im Herbst wieder besser mit Stresssituationen umgehen können.

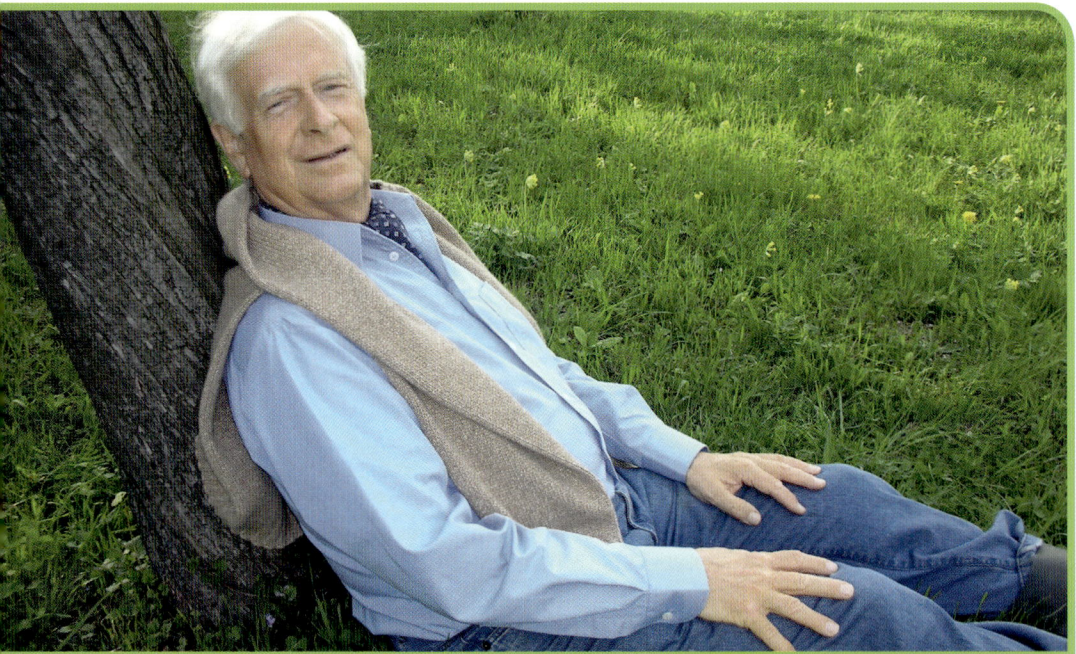

Mein Rat: Gönnen Sie sich einmal am Tag erholsame Stille, am besten in der Natur. Auch das ist ein wenig Urlaub vom Alltag.

Das Wohlbefinden der Frau: dafür gibt es sechs starke Naturkräfte

Jeder von uns macht im Laufe des Lebens die Erfahrung: Ab einem gewissen Alter ist man nicht mehr zu hundert Prozent gesund. Da gibt es kleinere und größere Befindlichkeitsstörungen oder bereits chronische Erkrankungen. Wichtig für eine optimale Lebensqualität ist, dass man mit solchen Beschwerden zu leben lernt und dennoch – zumindest zeitweise – sagen kann: »Ich fühle mich wohl!« Für dieses Wohlbefinden gibt es sechs starke Kräfte aus der Natur, die vor allem der Frau helfen können.

Die hilfreichen Kräfte der Natur

▶ Eine dieser Naturkräfte steckt in den dunklen Trauben, egal ob rot oder blau. Es ist das Resveratrol, ein besonders interessanter Bioaktivstoff. Dazu sagt der amerikanische Forscher Prof. Dr. David Sinclair: »Mit der Entdeckung des Resveratrol ist es uns gelungen, einen Stoff zu finden, der das Gen fürs Jungbleiben aktiviert.« Das Resveratrol stärkt Herz und Kreislauf und aktiviert außerdem eine Reihe von Enzymen, welche lebensverlängernde Funktionen in Gang setzen. Es hat einen positiven Einfluss auf den Cholesterinspiegel und schützt die Zellen vor Schadstoffen. Man kann es nutzen, wenn man im Herbst frisch geerntete dunkle Trauben genießt oder jeden Tag ein Glas Traubensaft trinkt. Oder wenn man in Maßen Rotwein konsumiert: Frauen sollte es aber nicht mehr als ein Achtelliter pro Tag sein. Alles darüber hinaus schadet dem Gehirn, der Leber und den Nieren.

▶ Die zweite starke Naturkraft fürs Wohlbefinden der Frau liefern die Sojabohnen. Sie sind reich an pflanzlichen Hormonstoffen, den sogenannten Isoflavonen. Sie machen es möglich, dass sich Frauen vor allem in den Wechseljahren wohlfühlen, weil sie die typischen Beschwerden der Wechseljahre wirksam bekämpfen und das Brustkrebsrisiko senken. Soja-Isoflavone kann man mit Soja-Pulver, aber auch mit speziellen Präparaten aus der Apotheke zu sich nehmen.

▶ Sehr oft kombinieren Frauenärzte in ihrer Therapie Sojaisoflavone mit den pflanzlichen Hormonstoffen eines heimischen Heilkrautes. Das ist der Rotklee. Die Kombination mit Soja ist deshalb sinnvoll, weil beide Naturprodukte über andere Phytohormone verfügen, die sich nicht nur ergänzen, sondern in ihrer Wirkung verstärken. Dieser Hormonmix aus der Natur tut vielen Frauen gut und schafft in einem so heiklen Lebensabschnitt Wohlbefinden. Präparate mit dem hoch dosierten Extrakt aus Rotklee und Sojabohne gibt es in der Apotheke.

▶ Viele Frauen haben ein Problem mit ihrer Lebensqualität, weil sie sehr oft depressive Stimmungsphasen oder auch richtige Depressionen – wenn auch in leichter oder mittlerer Form –, durchleben. In diesem Fall hat sich eine Naturkraft bewährt, welche die Seele stärken kann. Das ist das Hypericin im roten Saft der gelben Blüten vom Johanniskraut. Das Hypericin hat eine faszinierende Wirkung. Es gewährleistet einen reibungslosen Transport der Glückshormone Serotonin und Dopamin und verhindert, dass sie zu schnell abgebaut werden und negativen Gedanken und Gefühlen Platz machen. Johanniskraut hilft der Frau in reiferen Jahren, gelassener und mit guter Stimmung durchs Leben zu gehen.

▶ Viele Frauen muten sich zu viel zu, haben zu wenig Zeit für sich und laufen Gefahr, am gefürchteten Burn-out-Syndrom zu erkranken. Oder sie werden von Ängsten geplagt. In diesem Fall sollte eine Frau die natürliche Kraft der Passionsblumenblüten für sich nutzen. Die Wirkstoffe der Passionsblume kann man als Tee oder als Präparat aus der Apotheke einsetzen.

▶ Ein großes Problem im Leben der reiferen Frau ist eine mögliche Blasenschwäche, die zu Harninkontinenz führen kann. Dieses Leiden ist schuld daran, das sich viele Frauen isolieren und zurückgezogen leben. Die Kraft aus der Natur, die in diesem Fall das Wohlfühlen ermöglichen kann, sind spezielle Enzyme und pflanzliche Hormone aus den grünschaligen, weichen Kürbiskernen. Sie stärken die Blase und den Beckenboden der Frau. Auf diese Weise können viele gesundheitliche Störungen rund um die Blase verhindert oder gelindert werden. Dank dieser sechs Naturkräfte

aus Trauben, Soja, Rotklee, Johanniskraut, Passionsblume und Kürbiskernen können viele Frauen auch im fortgeschrittenen Alter sagen: »Ich fühle mich wohl!«

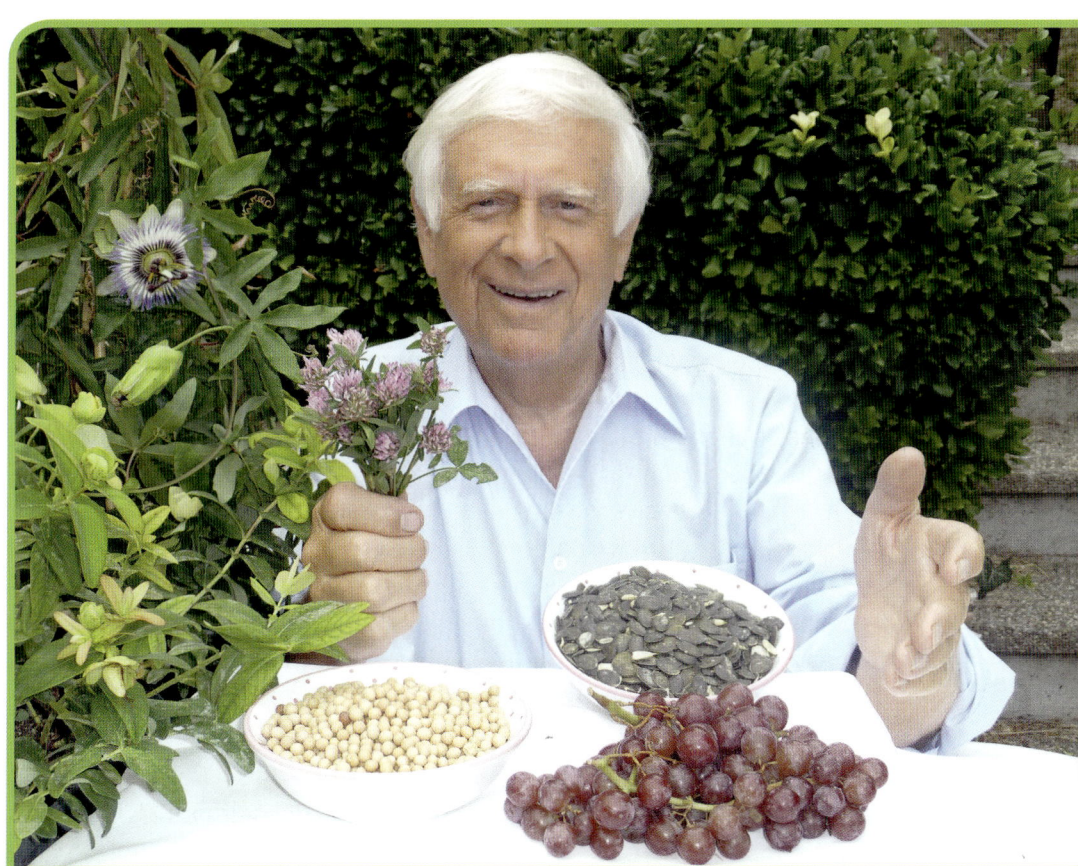

Die Naturkräfte fürs Wohlbefinden der Frau: (von links nach rechts): Passionsblume, Johanniskraut, Rotklee, Sojabohnen, Kürbiskerne, blaue Trauben.

Die wichtigsten Tees für die kalte Jahreszeit

An unwirtlichen kalten Tagen zieht man sich gerne in die Wohnung zurück und trinkt genüsslich eine Tasse Tee. Wenn es sich um einen Kräuter- oder Früchtetee handelt, dann hat man damit ein dreifaches Erlebnis: Erstens schmeckt ein solcher Tee gut. Zweitens erwärmt er Körper, Geist und Seele. Und drittens lindert er bei Erkältungskrankheiten deutlich die verschiedenen Beschwerden. Daher ist es gut zu wissen, welcher Tee gegen welches gesundheitliches Problem wirkt.

Wärmende Tees für die kalte Jahreszeit

▶ Bei Halsschmerzen und Heiserkeit hat sich ein Salbeitee bewährt: drei bis vier gehäufte Esslöffel getrocknete Salbeiblätter in einem Liter Wasser zum Kochen bringen und drei Minuten kochen lassen. Das kann sehr schäumen. Daher bitte dabei bleiben und den Topf zeitweise von der heißen Herdplatte wegziehen. Dann zwei Minuten stehen lassen, durchseihen, über den Tag verteilt tassenweise trinken und mit einem Teil gurgeln.

▶ Bei Husten ist Thymiantee unbedingt empfehlenswert. Der Hauptwirkstoff Thymol stärkt die Atemwege und löst Schleim in den Bronchien. Einen gehäuften Teelöffel Thymiankraut in einem Vierteliter kaltem Wasser aufkochen. Acht Minuten zugedeckt ziehen lassen. Durchseihen, täglich drei Tassen trinken, warm und eventuell mit Honig gesüßt trinken. Sinnvoll ist auch, zwei Liter von diesem Tee zuzubereiten, abends vor dem Zubettgehen zu erhitzen und die aufsteigenden Dämpfe zehn Minuten zu inhalieren.

▶ Bei unangenehmer Kälte im Rücken – dem ersten Anzeichen der Virusinfektion – sollte man auf Rosmarintee vertrauen. Einen gehäuften Teelöffel getrocknetes Rosmarinkraut mit einem Vierteliter kaltem Wasser kurz aufkochen, danach durchseihen und zwei Mal am Tag eine Tasse trinken. Der Tee fördert die Durchblutung, sorgt für Wärme im Rücken und hilft auch gegen mögliche Erschöpfungszustände nach einer gerade überstandenen Grippe.

▶ Wenn man sich bei einem starken Schnupfen oder einem grippalen Infekt gesund schwitzen möchte, dann ist der Lindenblütentee gerade das Richtige. Zwei gehäufte Teelöffel getrocknete Lindenblüten mit einem Viertelliter kochendem Wasser aufgießen, zugedeckt zehn Minuten ziehen lassen. Man trinkt davon drei bis vier Tassen am Tag.

▶ Eine ähnliche Wirkung erzielt man mit einer Mischung aus Lindenblüten und Sonnenblumenblüten zu gleichen Teilen. Zubereitung wie für den Lindenblütentee.

▶ Holunderblütentee sorgt für ein rasches Abklingen einer starken Erkältung. Man trinkt drei Tassen über den Tag verteilt. Auch diese Blüten mit heißem Wasser aufgießen und etwas ziehen lassen. Abseihen und trinken.

▶ Wenn im Rahmen einer Erkältung Gelenkschmerzen auftreten, dann ist der Weidenrindetee genau der Richtige: Ein gehäufter Teelöffel klein gehackte Rinde von den zarten Zweigen eines Weidenbaumes werden mit einem Viertelliter kaltem Wasser langsam zum Kochen

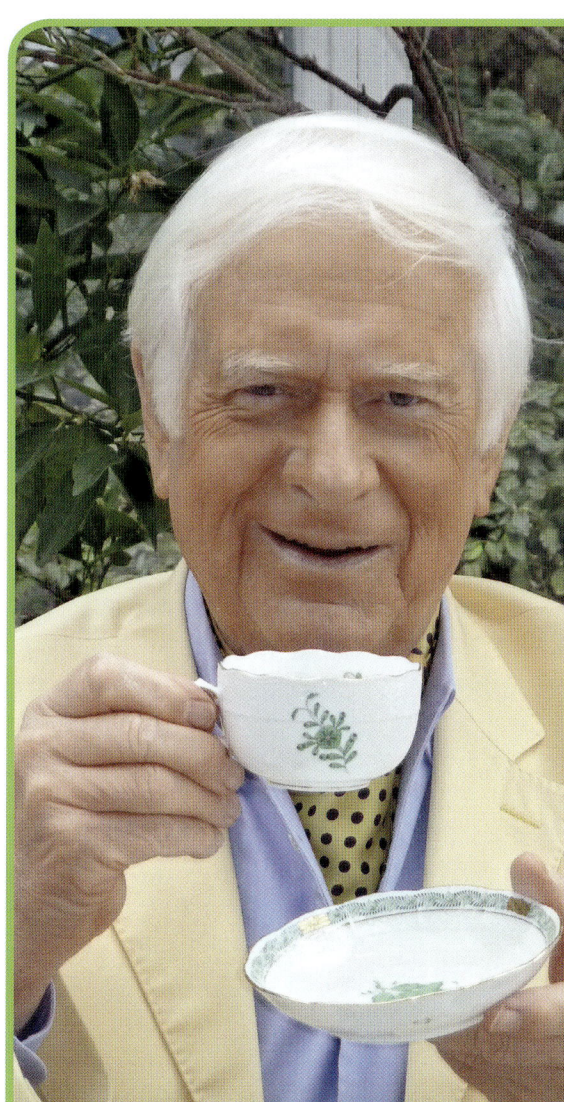

In den kalten Monaten nehme ich mir oft Zeit für eine Tasse Kräutertee. Ich schwöre auf die heilsame Wirkung vieler Tees.

gebracht. Fünf bis sieben Minuten zugedeckt ziehen lassen, durchseihen und zwei Tassen täglich trinken.

- ▶ Das klassische Getränk bei einer vorhandenen Erkältung oder zum Schutz vor einer Erkältung ist und bleibt in vielen Familien der Hagebuttentee. Er versorgt uns mit reichlich Vitamin C, das im heißen Tee nicht verloren geht, weil bestimmte Enzyme das verhindern können. Daneben versorgt uns der Hagebuttentee mit den Vitaminen A, B 1, B 2 und K. Und so wird er zubereitet: Zwei gehäufte Teelöffel der klein gehackten Hagebuttenfruchtschale mit einem Viertelliter kaltem Wasser übergießen, zum Kochen bringen und 10 Minuten sieden lassen. Dann durchseihen und trinken.

Wenn man will, dass die Kräutertees optimal wirken, darf man sie nicht mit Zucker süßen, sollte sie lauwarm und nicht heiß trinken. Und jedes Mal frisch zubereiten.

Pessimismus macht krank: so werden Sie zum Optimisten!

Vermutlich kennen auch Sie in Ihrer nächsten Umgebung den ein oder anderen Mitmenschen, der unentwegt negativ denkt. Er gehört zu jenen Zeitgenossen, die ein Glas immer für halb leer und nie für halb voll sehen. Viele Frauen über 60 sind ständig von Pessimismus geplagt. Amerikanische Wissenschaftler warnen: »Ständiges Negativdenken kostet Energie, kann mit der Zeit krankmachen und verursacht Ängste.«

Viele werden jetzt sagen: »Wer immer schwarz sieht, der kann doch nichts dafür. Das kann man nicht ändern!« Genau das stimmt nicht. Man kann an sich arbeiten, kann vom Pessimisten zum Optimisten werden.

Wer immer negativ denkt, nervt seine Umgebung. Ein Beispiel: Die ganze Familie freut sich über den sonnigen Tag. Großmutter aber warnt stundenlang vor Wolkenbänken, die das schöne Wetter vertreiben werden. Oder: Das junge Paar steigt in den Wagen, um aus der Stadt zu fahren. Die Nachbarin am Zaun ruft Ihnen zu: »Hoffentlich haben Sie keinen Unfall. Man liest ja von so vielen Toten im Straßenverkehr!«.

Wer immer negativ denkt, der kann mit der Zeit schwermütig werden. Sehr oft sind davon alleinstehende Frauen im vorgerückten Alter betroffen. Sie können sich über nichts freuen und stecken mit ihrem Pessimismus auch andere an. Sie haben das Gefühl, dass ihr Leben eine einzige Katastrophe ist, in dem es nur Unheil und Bedrohungen gibt. Die Angst ist ihr ständiger Begleiter. Wer sich vom negativen Denken befreien will, kann die nachstehenden Vorschläge probieren.

Einfache Tricks gegen negatives Denken

▶ Wissenschaftler an der Harvard Universität in Boston, USA, sind der Meinung: »Wer negativ denkt, ist hilflos, hat alle Verantwortung für sein Leben abgegeben. Man muss diese Verantwortung wieder zurückgewinnen. Man muss lernen, sich als positiven Mittelpunkt des Lebens, aber nicht als Opfer zu sehen!«

▶ Jeden Abend, wenn Sie keine Verpflichtungen mehr haben, setzen Sie sich hin und schreiben auf, was Sie in den letzten zehn Stunden an Positivem erlebt haben, was Ihnen gelungen ist, worauf Sie stolz sein können.

▶ Schieben Sie Misserfolge von sich. Freuen Sie sich über die schönen Erlebnisse.

▶ Wenn Sie abends von Ängsten befallen werden, öffnen Sie ein Fläschchen mit Blutorangenöl und riechen Sie daran. Sie werden sich schnell wohlfühlen und die Angst verlieren.

▶ Trinken Sie eine Tasse Johanniskrauttee oder eine Tasse Passionsblumenblütentee. Beide Tees haben nicht nur eine beruhigende Wirkung. Sie bauen die Seele auf, können depressive Verstimmungen und damit auch negatives Denken lindern.

▶ Man kann sich aber auch über die Ernährung vom Pessimismus lösen: Bauen Sie jeden Tag zwei

Bananen in Ihren Speiseplan ein. Bananen aktivieren mit ihrem Serotonin Ihr körpereigenes Glückshormon. Steigen Sie komplett auf Vollkornprodukte um, damit Sie genügend B-Vitamine zur Verfügung haben. Essen Sie Haferflocken, damit Sie genügend vom Spurenelement Zink kriegen. Genießen Sie Fisch. Die Omega-3-Fettsäuren fördern das positive Denken.

Haferflocken liefern reichlich Zink und können daher helfen, negatives Denken abzubauen.

▶ Umgeben Sie sich tagsüber mit Menschen, die gute Laune verbreiten und positiv denken. Das steckt an.

Es geht ja bei all jenen, die ständig negativ denken, nicht allein um den belasteten seelischen Zustand. Psychotherapeuten und Psychiater haben die Erfahrung gemacht: Optimisten haben im Leben mehr Erfolg, erreichen leichter und schneller ihre Ziele. Pessimisten hingegen stehen sich selbst im Wege. Sie nutzen ihre Chancen, die ihnen das Leben bietet, weitaus schlechter als Optimisten. Sie haben daher auch weniger Freude und weniger Erfolgserlebnisse. Und wenn etwas erreicht wurde, können Sie den Erfolg nicht genießen. Doch auch das kann man lernen. Man muss sich mehrmals am Tag mit einem gewissen Stolz im Spiegel betrachten.

Glauben Sie mir: Man kann sich Pessimismus abgewöhnen und zum Optimisten entwickeln. Es lohnt sich, wenn man es schafft. Denn das schützt uns vor frühzeitigem Altern und erhöht die Lebenserwartung.

Die Natur: ihr Grün verlängert das Leben und macht glücklich

Kennen Sie das aus Ihrem eigenen Leben? Sie fühlen sich nicht gut, sind gestresst und schlecht gelaunt. Sie fürchten sich vor den Anforderungen des Tages und haben eigentlich überhaupt keine Lust auf irgendetwas. Schon der Gedanke, mit Menschen kommunizieren zu müssen, ist anstrengend. Da Sie diese Situation jedoch kennen und damit umgehen können, machen Sie etwas sehr Kluges. Sie gehen in den nächsten Park oder auf die nächste Wiese und lassen das Grün der Natur auf sich wirken. Und im Nu haben Sie wieder gute Laune und fühlen sich bestens. Britische Wissenschaftler der Universität von Exeter haben jetzt untersucht, wie positiv sich die grüne Natur auf unsere seelische, geistige und körperliche Gesundheit auswirkt. Die Ergebnisse sind sensationell.

Der Psychologe Prof. Dr. Matthew White und sein Team haben herausgefunden, dass ein Aufenthalt im Grünen in vielen Fällen einer Naturarznei gleichzusetzen ist.

Die Natur trägt zur körperlichen Gesundheit bei

▶ Wer regelmäßig im eigenen Garten oder im Garten von Freunden arbeitet und dabei umgeben ist von Bäumen, Sträuchern und Wiesen, der kann damit frühzeitiges Altern aufhalten. Vor allem bleiben die Blutgefäße länger elastisch. Das bedeutet grundsätzlich: Der Aufenthalt im Grünen kann ganz erheblich das Leben verlängern.

▶ Der Blick ins Grüne stärkt den Kreislauf und den Herzmuskel.

▶ Das Risiko, einen Herzinfarkt zu bekommen, kann um bis zu 15 Prozent sinken.

▶ Wer 45 Minuten lang im Grünen Pflanzen hegt und pflegt, der verbrennt dabei etwas über 200 Kilokalorien. Soviel nimmt man in etwa auf, wenn man ein Wurstbrot isst. So hilft die Arbeit im Grünen auch beim Schlankbleiben und Schlankwerden.

▶ Wer 20 Minuten täglich Arbeiten im Garten verrichtet und dabei ständig den Bioaktivstoff Chlorophyll vor Augen hat, der verbessert seine körperliche Ausdauer und baut Vitalität auf.

▶ Wer im Grünen spazieren geht, sorgt für eine moderate Bewegung, die für Herz und Hirn so wichtig ist. Das heißt: Man braucht keine weitere Sportart auszuüben. Das gilt vor allem für Frauen im Alter über 50.

▶ Wer mitten im Grünen jedes Wochenende Gymnastik macht, hat eine weitaus bessere Konstitution als jemand, der diese Übungen in einem Fitness-Studio absolviert. Man weiß nicht, warum das so ist. Aber es ist einfach so.

▶ Wenn Senioren Rad fahren, dann kann festgestellt werden: Im Grünen fahren sie länger und unternehmen damit vorbeugend etwas gegen Diabetes Typ 2.

▶ Wenn sich Senioren in der schönen Jahreszeit jeden Tag eine Stunde im Grünen aufhalten, verspüren sie weniger Gelenkschmerzen und sind beweglicher.

Die Natur sorgt auch für seelische Gesundheit

▶ Bereits fünf Minuten Bewegung im Grünen verbessern die Stimmung, da Glückshormone im Gehirn produziert werden ... Man kann das bei schlecht gelaunten Mitmenschen oft beobachten.

▶ Das Selbstwertgefühl und die Lebensfreude steigen deutlich, wenn jemand sich zwei bis drei Stunden im Grünen aufgehalten hat und ins Grüne schauen konnte.

▶ Dies gilt speziell für Senioren: Die Konzentrationsfähigkeit und die Aufmerksamkeit nehmen deutlich wahrnehmbar zu.

▶ Im Grünen lässt sich Stress viel leichter und schneller abbauen. Bei der englischen Studie hat sich gezeigt: Manche Menschen brauchen dazu den Blick auf einen Wald oder den Aufenthalt im Wald, andere wieder brauchen eine Landschaft mit Büschen oder eine Landschaft mit Blumen. Das ist von Fall zu Fall verschieden.

▶ Deutlich erkennbar ist: Wer zwei bis drei Stunden im Grünen war, hat keine Einschlaf- oder Durchschlafprobleme.

Die britischen Forscher der Uni Exeter sind übrigens auch überzeugt: Das Geheimnis so mancher langjährigen guten Ehe beruht auf der Tatsache, dass die Partner miteinander draußen im Grünen leben. Wir alle sollten die schöne Jahreszeit nutzen und so oft wie möglich hinaus ins Grüne gehen. Jetzt ist es wissenschaftlich bewiesen: Der Aufenthalt in Wald und Wiese inmitten einer vielfältigen Pflanzenwelt wirkt auf uns wie eine Naturarznei.

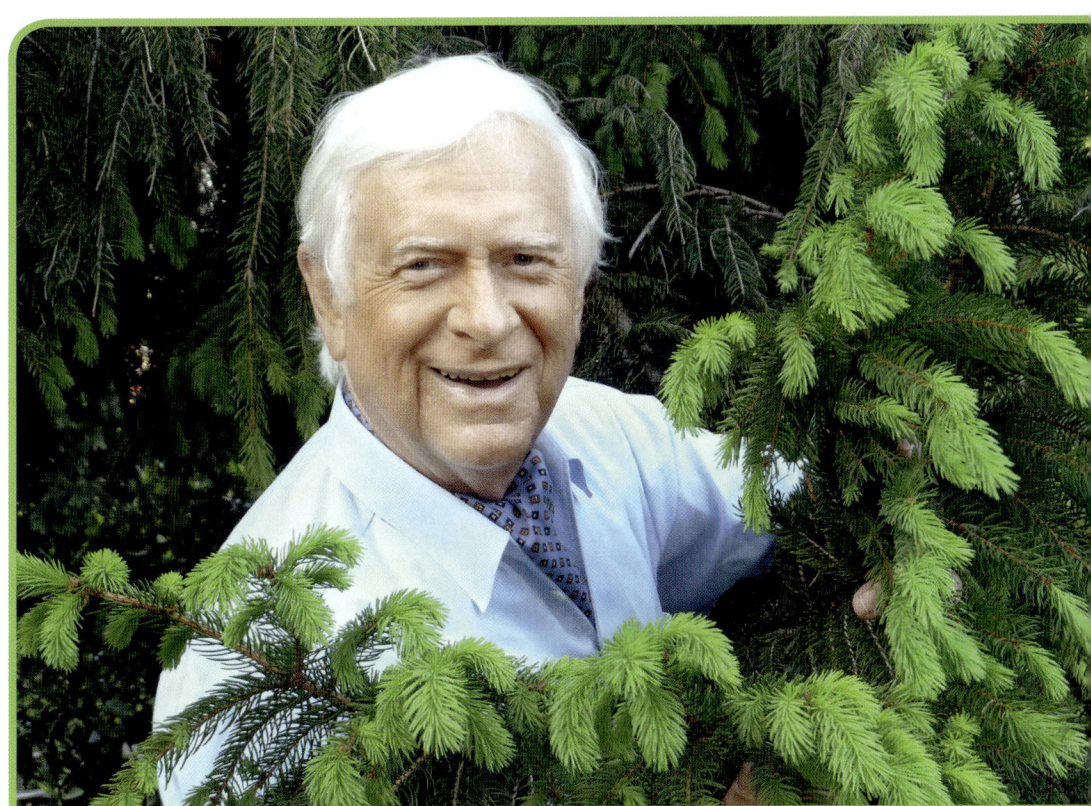

In meinem Garten bin ich rundum von Grün umgeben und spüre immer wieder, wie gut das tut!

Ein Tag ohne Lachen ist ein verlorener Tag

»Ein Tag ohne Lachen ist ein verlorener Tag!« Dieser Satz stammt von dem berühmten legendären Filmkomiker Charly Chaplin. Er hat damit ausgesprochen, was unsere Großmütter und Urgroßmütter immer schon gesagt haben: Lachen ist gesund. Heute ist wissenschaftlich längst nachgewiesen: Man kann das Lachen durchaus als wertvolle Naturarznei bezeichnen.

Schon das Baby reagiert mit einem Lächeln auf seine Umgebung. Es strahlt uns an, wenn wir ihm sympathisch sind. Kinder zwischen fünf und zehn Jahren lachen jeden Tag 100 bis 200 Mal. Erwachsene tun das oft nur noch bis zehn Mal.

Oder gar nicht. Wobei man beobachet hat: Senioren, die sich wohlfühlen, lachen weitaus häufiger als Frauen und Männer, die mitten im Leben stehen. Diese Erkenntnis ist wichtig: Lachen in reiferen Jahren erhöht damit nach Ansicht vieler Wissenschaftler durchaus die Lebenserwartung.

Man kann mit Lachen so viel für die Gesundheit tun: Es entspannt, stärkt die körpereigenen Abwehrkräfte, lässt vorübergehend Schmerzen vergessen, schenkt Lebensfreude und fördert die Produktion der wichtigsten Glückshormone Serotonin und Dopamin. Auch die Endorphine gehören dazu.

Wer die medizinische Wirkung des Lachens verstehen will muss wissen, was dabei im Körper vor sich geht

▶ Allein in unserem Gesicht werden 18 Muskeln in Bewegung gesetzt. Am meisten ist der Jochbeinmuskel betroffen.
▶ Aber auch das Zwerchfell wird massiert.
▶ Die Organe Leber, Galle, Milz und der Magen-Darm-Bereich werden verstärkt durchblutet und aktiviert; dadurch wird mit dem Lachen die Verdauung gefördert.
▶ Der Puls wird beschleunigt.
▶ Die Haut wird verstärkt durchblutet, der Kreislauf angeregt.
▶ Wer in heiklen Situationen lachen kann, bremst den Ausstoß des Stresshormons Adrenalin.

Der Herzschlag wird gebremst, viele angespannte Muskeln werden entkrampft.

▶ Britische Forscher haben nachgewiesen: Wer eine Minute lang aus vollem Herzen lacht, hat im Körper denselben Effekt, wie wenn er 50 Minuten entspannende Gymnastikübungen durchführen würde. Damit wird Lachen zu einem Anti-Aging-Training. Denn: Lachen strafft die Gesichtshaut und versorgt sie verstärkt mit Sauerstoff. Das führt

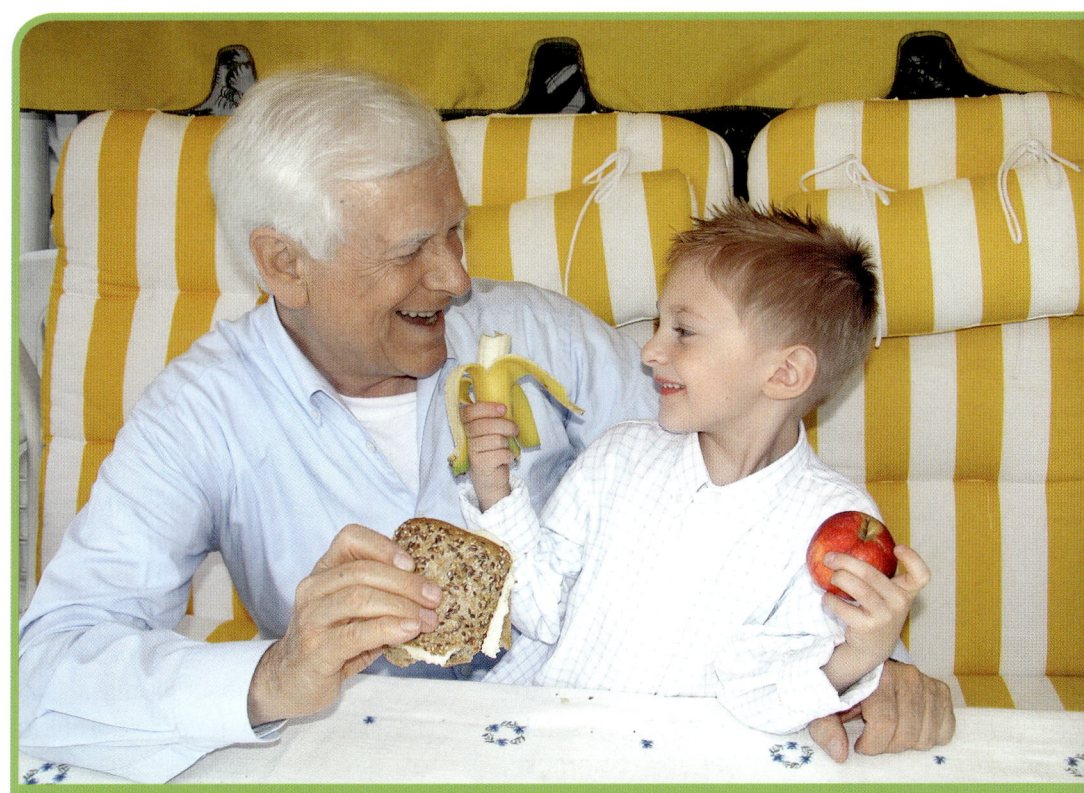

Ich habe vier Enkelkinder. Mit dem ältesten – Florian – kann ich viel lachen. Wir haben viel Spaß miteinander – für mich DAS Anti-Aging-Mittel.

automatisch zu einem jüngeren Aussehen.

▶ Außerdem verringert egelmäßiges Lachen das Risiko für einen Herzinfarkt um fast bis zu 50 Prozent.

▶ Beim Lachen werden aufgestaute Emotionen frei. Das vegetative Nervensystem aktiviert die Tränendrüsen mit der der Folge:

Wir lachen Tränen. Das ist dann natürlich besonders befreiend.

Man muss allerdings auch zugeben: Es gibt Lebensphasen, in denen einem nicht zum Lachen zumute ist. Aber irgendwann muss man auch wieder Lachen lernen. Das funktioniert.

Die wichtigsten Schritte, um wieder lachen zu können

▶ Schauen Sie sich lustige Filme im Fernsehen an.

▶ Wenn Sie vor einem Spiegel stehen: Zwingen Sie sich zu einem Lachen. Sie werden staunen, um wie viel besser Sie aussehen. Wenn man das öfter macht, findet man sein echtes Lachen bestimmt wieder.

▶ Suchen Sie die Gesellschaft fröhlicher Menschen, die viel lachen. Großeltern haben es gut: Das

Beisammensein mit den Enkelkindern gibt viel Gelegenheit zum Lachen. Gemeinsam mit Kindern zu lachen ist Balsam für die Seele. Reifere Menschen, die mit Kindern spielen und Herumalbern können, sind weitaus vitaler als Menschen, die diese Möglichkeit nicht haben. Großeltern sollten es daher nicht als Stress, sondern als Gnade ansehen, wenn sie oft mit den Enkelkindern beisammen sein können. Man kann von den Kleinen so herrlich vom Herzen lachen lernen.

Essen Sie sich fröhlich: das funktioniert wirklich

Haben Sie auch mitunter den Eindruck, dass viele Menschen um Sie herum furchtbar schlecht gelaunt sind? Sie laufen mit vergrämtem Gesicht durchs Leben, scherzen und lachen nicht, sind immer todernst. Mag sein, dass viele Sorgen haben. Doch in den meisten Fällen liegt die Ursache in einem falschen Lebensstil. Viele essen das Falsche und wissen gar nicht, dass es in unserer Nahrung wertvolle Stoffe gibt, die uns fröhlich machen.

Eine Auswahl froh machender Lebensmittel

▶ Dass die Banane gute Laune erzeugt, ist allgemein bekannt. Sie sättigt, vertreibt Müdigkeit und hebt die Stimmung. Sie enthält den Anti-Stress-Stoff Katecholamin und das Glückshormon Serotonin.

▶ Weitere Nahrungsmittel mit Serotonin, die unsere Stimmung verbessern können, sind Walnüsse, reife Ananas und Fisch.

▶ Was sicher wenigen von uns bekannt ist: Pellkartoffeln machen fröhlich. Sie enthalten nämlich neben wertvollem Eiweiß Stärke, B-Vitamine und die Mineralstoffe Kalium und Magnesium, die wieder die Serotoninproduktion ankurbeln.

▶ Die reife Avocado ist reich mit Vitalstoffen ausgestattet. Für gute Laune sorgen in erster Linie die B-Vitamine, das Lecithin, Magnesium und die Folsäure. Nach dem Genuss einer Avocado werden auch die schlimmsten Schlechte-Laune-Muffel locker.

▶ Sämtliche Zitrusfrüchte helfen uns, gute Laune aufzubauen: Orangen, Mandarinen, Zitronen, Grapefruits. Das Geheimnis liegt in diesem Fall im reichlichen Vitamin C. Das macht es nämlich möglich, dass der Gute-Laune-Stoff Tyrosin in Glückshormone umgewandelt wird. Die Durchblutung im Gehirn wird angeregt. Das macht fit im Kopf und fröhlich.

▶ Wer regelmäßig Walnüsse kaut, hat beste Chancen, bessere Lau-

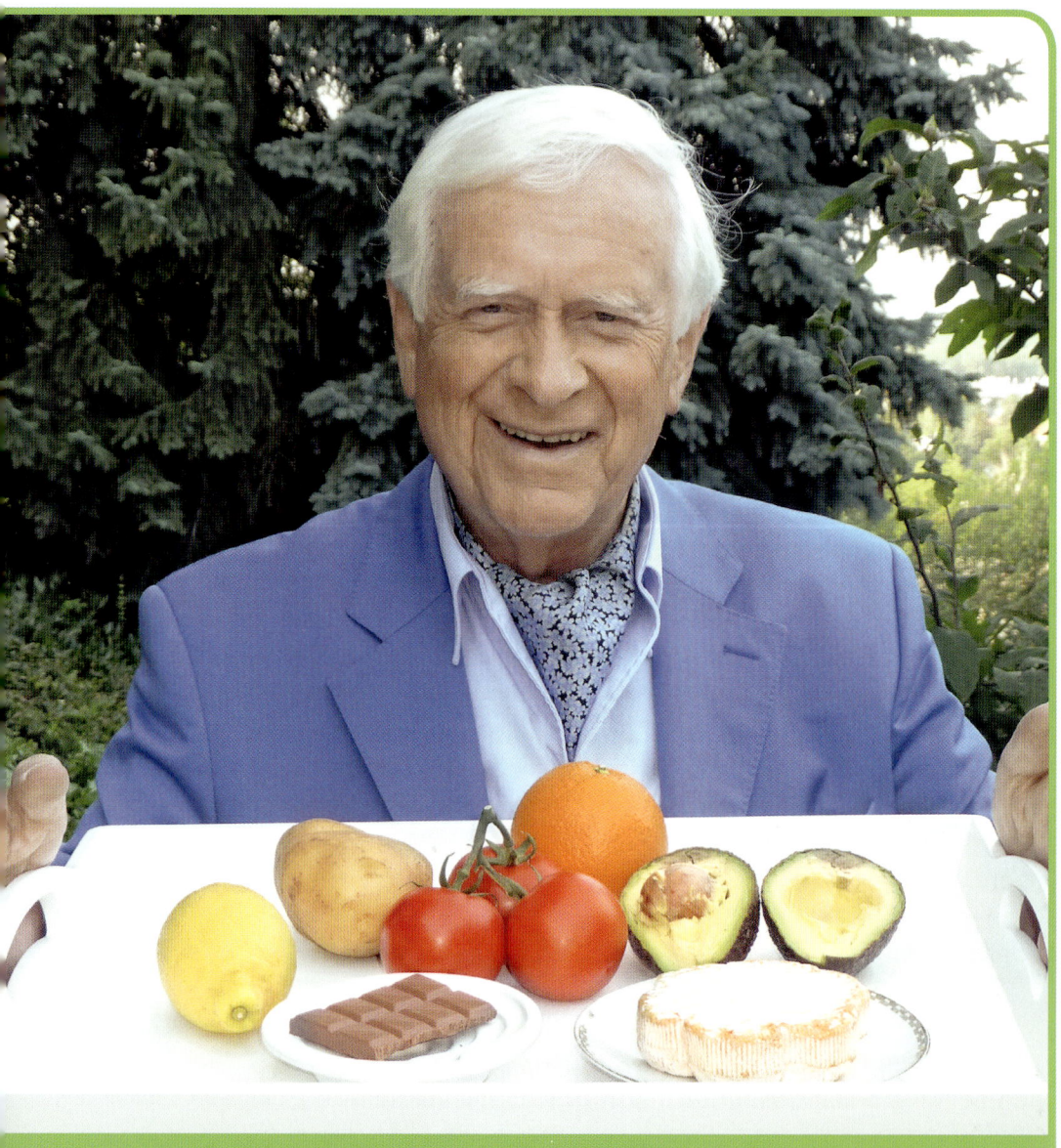

Fröhlich machende Naturprodukte: Zitronen, Kartoffeln, Tomaten, Orangen, die Avocados, Schokolade und Käse.

ne zu kriegen. Die Nüsse versorgen uns mit B-Vitaminen und wertvollen Fetten, die den gesamten Stoffwechsel ankurbeln und schlechte Stimmung vertreiben. Aber bitte nicht mehr als drei bis vier Walnüsse genießen, denn es sind Kalorienbomben.

▶ Schokolade – vor allem dunkle Schokolade mit einem Kakaoanteil von 70 bis 80 Prozent –, macht glücklich und fröhlich. Der Zucker hebt den Serotoninspiegel im Gehirn. Zusätzlich verbessert der Mineralstoff Magnesium die Stimmungslage. Das Fett in der Schokolade setzt Endorphine frei, Hormone, die uns fröhlich machen. Außerdem liefert uns die Schokolade Phenethylamin, was die Bildung von Serotonin fördert.

▶ Sicher haben Sie gewusst: Käse schließt den Magen. Aber es ist Ihnen vermutlich nicht bekannt, das Käse auch fröhlich macht und an schlecht gelaunten Mitmenschen wahre Wunder vollbringen kann. Das Geheimnis für diese Wandlung: Während der Reifung vom Käse entstehen aus dem Eiweiß stimmungsaufhel-

lende Amine wie etwa das Hormon Dopamin und das Hormon Noradrenalin. Außerdem enthält reifer Käse Vitamin A und den Mineralstoff Calcium, Vitalstoffe, die unsere Nerven stärken und beruhigen. Und das wieder ist eine gute Voraussetzung für eine fröhliche Stimmung. Auch Milchprodukte, Fleisch, Geflügel und Fisch liefern uns das Hormon Noradrenalin.

▶ Menschen, die von Natur aus schüchtern und in sich gekehrt sind und obendrein überwiegend schlechte Laune haben, sollten regelmäßig reife Tomaten essen oder Tomatensaft, Tomatensauce oder Tomatensuppe konsumieren. Sie tanken damit den Stoff 5-Hydroxytryptamin. Der macht selbstsicher und verbessert die Laune. Und gleichzeitig werden damit Herz und Kreislauf gestärkt.

Sie sehen: Es gibt viele Naturprodukte, die uns beruhigen und die eine positive Auswirkung auf unsere Stimmung haben und tatsächlich fröhlich machen. Wir sollten sie viel öfter nutzen.

Speiseeis schlecken macht glücklich, hilft gegen Stress

Egal, wie das Wetter im Sommer ist: Viele von uns zieht es immer wieder magisch in die nächste Eisdiele, ins Eiscafe, zur Tiefkühltruhe im Supermarkt oder zum Tiefkühlschrank daheim. Speiseeis genießen gehört zu den schönsten Genüssen in der warmen Jahreszeit. Das gilt für Alt und Jung. Doch mancher stellt sich dabei die Frage: Muss man das Eisessen in Bezug auf eine gesunde Ernährung eigentlich kritisch betrachten?

Überhaupt nicht. Eisessen trägt nämlich in höchstem Maße zum Wohlbefinden bei. Das hat eine wissenschaftliche Untersuchung von Dr. Herbert Bauer und Dr. Peter Walla an der Wiener Universität ergeben.

Die wohltuende Wirkung von Speiseeis

▶ Speiseeis lässt die seelische Stimmung steigen und sorgt für noch bessere Laune als etwa Schokolade.

▶ Vor allem aber kann man mit einem Eis hervorragend Stress abbauen und Stressfolgen vermeiden. Und man kann sich im Sommer vor einem anstrengenden Tag mit Eis stressfest machen.

▶ Eis macht glücklich. Und Glücklichsein stärkt bekanntlich das Immunsystem.

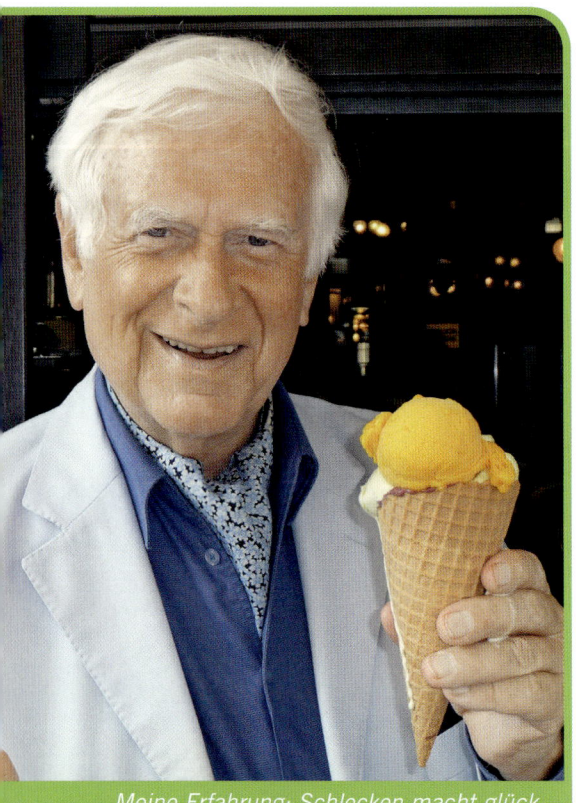

Meine Erfahrung: Schlecken macht glücklich und hilft, Stress abzubauen!

Speiseeis gibt es schon lange. In China haben reiche und vornehme Leute schon vor 5.000 Jahren Eis gegessen. Und auch im antiken Rom gab es als Dessert bereits Speiseeis. Damals hat man Gletschereis und Gletscherschnee bringen lassen und einige Tage in tiefen Kellern gelagert. Man hat dann Rosenwasser und Honig darunter gemischt und es so verzehrt.

Eisessen kann aber auch zu Problemen führen. Es gibt sensible Menschen, die davon Kopfschmerzen bekommen können. Auch das wurde untersucht. Man hat beobachtet, dass es immer dann zu Kopfschmerzen kommen kann, wenn die ersten Portionen vom Eis gegen den Gaumen gedrückt werden. Für dieses Phänomen gibt es eine Erklärung. Sobald das Speiseeis den Gaumen berührt, will der Organismus verhindern, dass das Gehirn durch Kälte zu Schaden kommt und wodurch sich die Blutgefäße im Gehirn erweitern. Die Folge: Es fließt mehr Blut. Diese plötzliche Veränderung verursacht den Kältekopfschmerz. Der dauert aber meist nicht lange, oft nur einige Minuten, weil sich die Gefäße schnell wieder verengen. Das Gehirn erkennt, dass die Kältegefahr nicht so groß ist. Der Schmerz lässt nach. Also alles halb so wild.

Wie ist das mit den Kalorien? Eis ist zweifelsohne ein Dickmacher, da es viel Zucker, Sahne und Milch enthält. Wenn man diese Kaloriengefahr aus dem Weg gehen will, dann sollte man so eine Portion nicht zwischen zwei Mahlzeiten, sondern anstelle einer Mahlzeit konsumieren. Außerdem bringen seit einigen Jahren mehrere Erzeuger auch Eissorten mit nur 2,5 Prozent Fett auf den Markt. Und mit Fruchteis, wie es vor allem die Italiener produzieren, ist man überhaupt auf der sicheren Seite. Das Eis aus frischen Früchten hat weniger Kilokalorien.

Die beliebteste Sorte ist Vanilleeis. Das hat einen besonderen Grund und den hat der Berliner Wissenschaftler und Phyto-Forscher Dr. Jörg Grünwald untersucht. Wenn ein Baby an der Mutterbrust ernährt wird, bekommt es mit der Muttermilch sogenannte »Vanille-Noten«, ein Vanille ähnliches Geschmacksaroma. Wenn dieses Kind später mit Vanille schmeckt, hat es ein AHA-Erlebnis, und bleibt ein Leben lang Vanillefan. Natürlich auch beim Eis.

Speiseeis ist tatsächlich aber wesentlich gesünder, als man denkt. Da die meisten mit hochwertiger Sahne hergestellt werden, nimmt man den Mineralstoff Kalzium für feste Knochen auf. Das ist vor allem für jene wichtig, die sonst keine oder nur wenig Milchprodukte konsumieren. Und wenn das Eis aus frischen, reifen Früchten hergestellt wurde, werden wichtige Mineralstoffe, Spurenelemente und Bioaktivstoffe auf köstliche Weise mitgeliefert.

Noch ein Irrtum muss geklärt werden. Vielleicht können sich viele an Großmutters Warnung erinnern: »Iss nicht so viel Eis. Du erkältest Dir den Magen!« Das ist ein Ammenmärchen. Wenn das Eis die Mitte der Speiseröhre passiert, ist es zerlaufen und hat bereits Körpertemperatur.

Einsamkeit macht krank: so können Sie das verhindern

Wenn man in die Jahre kommt und nicht gerade der geselligste Mensch ist, dann droht eine große Gefahr: die Einsamkeit. Das geht oft schneller als man denkt. Es gibt viele Ursachen, die jemanden in die Einsamkeit treiben: eine Trennung vom langjährigen Partner, der Tod des Partners, eine große Enttäuschung, aber auch gesundheitliche Probleme. Wer sich zurückzieht und vorerst niemanden sehen und sprechen will, gerät bald in eine gesellschaftliche Isolation.

Einsam sein. Das ist nicht nur ein unangenehmer Zustand, das kann im Laufe der Zeit krank machen. Es kann zu Depressionen, zu Magen- und Darmproblemen, zu Kopfschmerzen, zu Herz-Kreislaufproblemen sowie zu Angstattacken kommen. Darum ist es so wichtig, dass jeder von uns – speziell in den Jahren ab 50 –, viele Freundschaften schließt. Freunde wirken wie eine Naturarznei.

Möglichkeiten, neue Freundschaften zu beginnen

▶ Verstecken Sie ich nicht in Ihrer Wohnung. Suchen Sie in der Konditorei, im Eissalon oder im Supermarkt Kontakte. Reden Sie mit anderen. Stellen Sie aber keine Fragen, die man bloß mit Ja oder Nein beantworten kann. Fragen Sie: »Wie war Ihr Urlaub?«, oder »Was haben Sie für die nächsten Tage geplant?« Nur dann kann sich ein Gespräch entwickeln.

▶ Nützen Sie den Sommer und den Herbst gemeinsam mit anderen für Wanderungen durch die Natur. Da lassen sich prächtig neue Freundschaften schließen. Und in einer Gruppe zu wandern ist viel lustiger als allein durch einen Wald zu gehen.

▶ Gehen Sie zu Vorträgen, Buchpräsentationen, nehmen Sie an Diskussionen teil. Auch dabei entstehen Freundschaften. Wichtig ist, dass man bereit ist, andere Menschen an sich heranzulassen. Reden Sie sich nicht ein, dass die anderen unsympathisch oder blöde sind. Mit dieser Einstellung werden Sie nie Freund finden.

▶ Gehen Sie ins Theater, in Ausstellungen. Da findet man häufig gleichgesinnte Menschen, mit denen man sofort einen Gesprächsstoff findet.

▶ Auch ein Tanzkurs führt oft aus der Einsamkeit.

▶ Besuchen Sie einen Sprachkurs. Nehmen Sie an organisierten Bildungs-und Abenteuerreisen teil.

▶ Wenn Sie Angst haben, auf jemand zuzugehen und ihn anzusprechen, dann denken Sie daran: Die anderen haben genau die gleiche Scheu. Einer muss den ersten Schritt tun. Die Einstellung »Ich will meine Ruhe haben!« müssen Sie allerdings ablegen.

▶ Halten Sie Freundschaften, die Sie neu aufgebaut haben, aufrecht: Das geht heute relativ einfach und schnell mit regelmäßigen E-Mails, mit einer SMS oder mit Telefonanrufen. Man muss sich bloß das dafür notwendige technische Wissen aneignen

▶ Sie sollten mindestens einen Abend oder einen Nachmittag in der Woche für Freunde einplanen. Das ist wichtig für ihren Erhalt.

▶ Denken Sie immer daran: Freundlichkeit und ein Lächeln sind eine gute Basis für Freundschaften. Entwickeln Sie Interesse an dem, was die anderen tun.

▶ Gehen Sie außerdem mit der nötigen Einstellung in eine neue Freundschaft. Bei wahren Freunden gibt es wichtige Regeln: Stellen Sie keine Bedingungen. Man muss sich auch hin und wieder mitten in der Nacht anrufen können, um ein heikles Problem zu besprechen. Man muss dem anderen Mut machen, muss ihn verstehen, muss verzeihen können. Gute Freunde sind Menschen, denen man nichts vorzumachen braucht.

Eine echte Freundschaft fördert bei jeder Begegnung im Gehirn die Produktion von Glückshormonen. Das hält jung und gesund. Das schafft ein Wohlgefühl. Außerdem schaffen gute, ehrliche Freunde Lust auf gemeinsame Urlaube und Abenteuer. Freundschaften heben das Selbstbewusstsein und geben ein Gefühl der inneren Stärke. Merken Sie sich den Spruch: »Einsamkeit macht traurig und krank. Freundschaften hingegen machen fröhlich und fördern die Gesundheit!«.

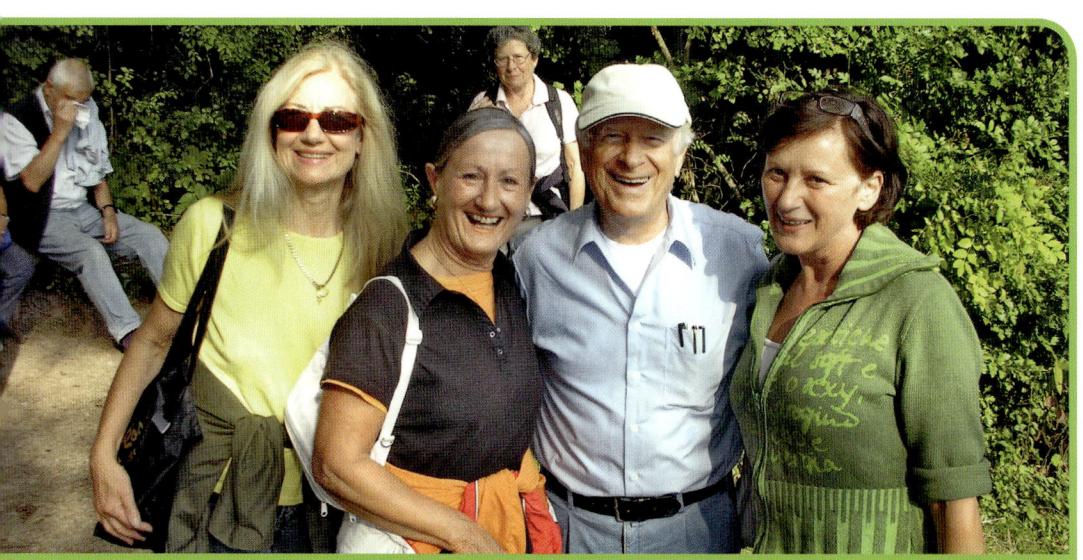

Bei meiner alljährlichen Wanderung mit Fans werden immer neue Freundschaften geschlossen, die das Einsamsein verhindern.

Wohnräume können wie eine Naturarznei wirken

Das kennen Sie sicher? Sie kommen müde und abgekämpft nach Hause, haben Kopfschmerzen und fühlen sich krank. Kaum aber haben Sie Ihr vertrautes Wohnzimmer betreten, fühlen Sie sich besser. Es tut Ihnen plötzlich nichts mehr weh. Das ist einer von vielen Beweisen für die Erkenntnis von Ärzten und Psychologen: Räume können krank machen, Räume können vor allem aber auch heilen.

Der Beweis wird auch sehr oft nach Operationen oder nach einer anderen Behandlung im Krankenhaus erbracht: Sobald der Patient die Klinik verlassen darf und wieder zu Hause ist, schreitet sein Genesungsprozess viel schneller voran.

Warum das so ist, lässt sich leicht erklären: Die Räume im eigenen Heim sind fast immer im Laufe von Jahren mit viel Liebe und Einfühlungsvermögen eingerichtet worden. Die vertraute Atmosphäre schafft sofort ein Gefühl des Wohlbehagens. Im Krankenhaus werden die Zimmer nicht dafür gestaltet – in erster Linien wird an Hygiene und an die Verringerung von Infektionskrankheiten gedacht. Die Folge: Die Patienten sind von Fliesen,Metall und Kunststoff umgeben. Da kann man sich nicht wohlfühlen. Da werden Ängste und Stress verstärkt. Und diese Faktoren bremsen den Heilungsprozess und schwächen das Immunsystem. Dazu kommen noch der spezielle Krankenhausgeruch und der Lärm, der in so einem großen Haus mit langen Korridoren herrscht. Allein so ein ungemütliches Krankenzimmer fördert den Bluthochdruck, gefährdet Herz und Kreislauf und verhindert einen tiefen, ungestörten Schlaf.

An der weltberühmten Harvard-Universität in Boston, USA, hat man erforscht, wie ein Raum gestaltet sein muss, der wie eine Naturarznei wirkt , der Krankheiten verhindert und das Gesundwerden beschleunigt.

Gestaltung eines Raums, der Krankheiten verhindern und die Gesundheit beschleunigen kann

▶ Man sollte vom Fenster oder von der Terrassentüre aus ins Grüne schauen können. Eine Studie in Krankenhäusern hat ergeben: Wenn ein Patient in der Klinik ins Grüne schauen kann, benötigt er weniger starke Schmerzmittel als ein Patient, der einen Ausblick auf eine Mauer oder Fensterreihen hat. Das gilt auch für die private Umgebung.

▶ Wenigstens ein paar Stunden sollte die Sonne ihre Strahlen daheim in das Zimmer senden können, das eine heilsame Ausstrahlung haben soll.

▶ Ein Raum muss hell sein. Man sollte ihn aber jederzeit durch Jalousien und Vorhänge abdunkeln können, wenn dem Bewohner danach ist.

▶ Schön wäre es, wenn Vogelgezwitscher hörbar wäre.

▶ Die Wohnung muss vom Lärm der Straße abgeschirmt sein.

▶ Ideal: ein guter Holzparkettboden, eventuell mit einem Teppich bedeckt.

▶ Die Farben der Wände schaffen Wohlbefinden, wenn sie unaufdringlich, am besten mit beruhigenden Pastellfarben gestrichen sind. Blau, Orange und extrem zartes Gelb oder Rosa sind ebenfalls Balsam für die Seele.

▶ Möbel und Wände sollten aus umweltfreundlichen Materialien bestehen.

▶ Der Raum sollte mit einer Stereoanlage ausgestattet sein, damit man Musik genießen kann. Das Hören von Musik, die man mag, fördert ebenfalls das Gesundbleiben und Gesundwerden.

▶ Befindet sich die Wohnung in einem höheren Stockwerk, wäre es optimal, wenn ein Balkon oder eine Loggia vorhanden ist.

▶ Zimmerpflanzen machen einen Raum ebenfalls zur Naturarznei. Sie sorgen für die nötige Luftfeuchtigkeit. Dadurch bleiben die Mund-, Rachen- und Nasenschleimhäute feucht und können sich besser gegen Viren und Bakterien wehren. Außerdem erhöhen Pflanzen den Sauerstoffgehalt der Raumluft. Optimal eignen sich dafür: Aloe vera, Alpenveilchen, Efeu,

Drachenbaum und Bogenhanf. Orchideen, Hyazinthen und Lilien hingegen wirken durch ihren starken Geruch störend.

Jeder von uns sollte in seiner Wohnung oder im Haus einen Raum haben, der einen positiven Einfluss auf die Gesundheit hat.

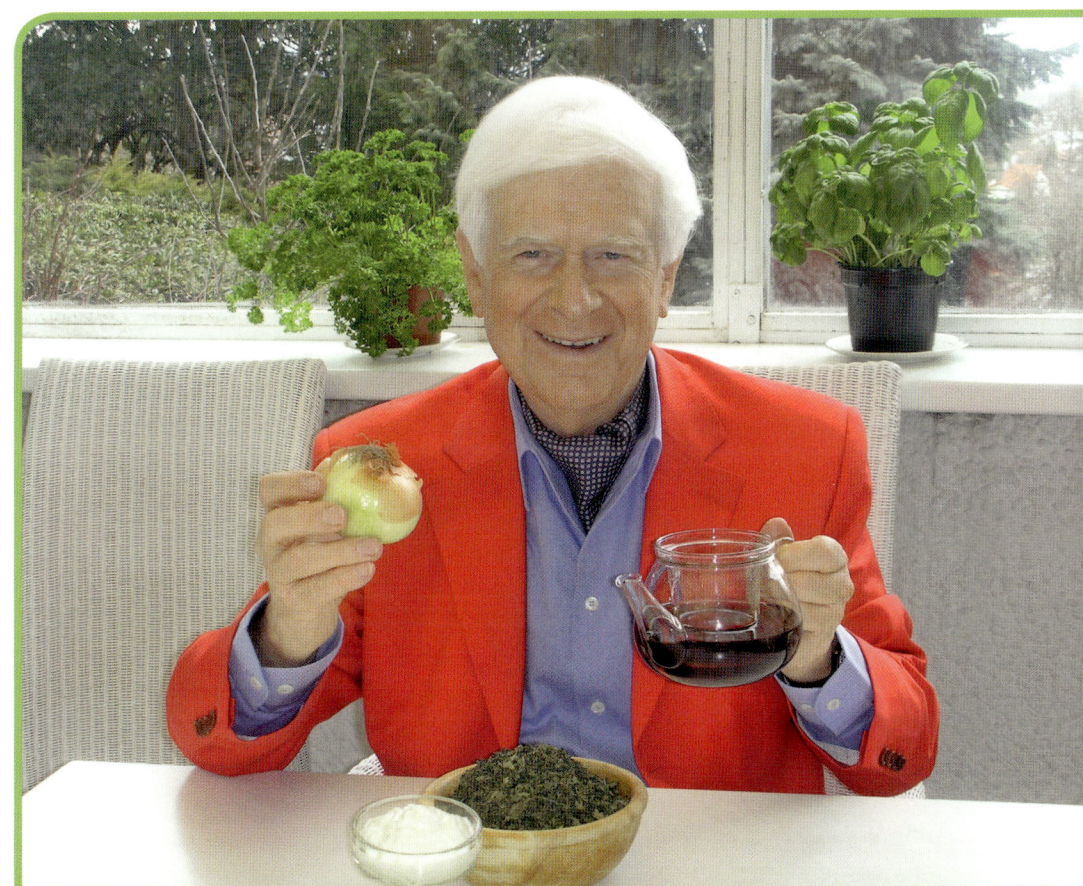

Der Raum, der wie eine Naturarznei für mich wirkt, ist bei mir daheim der helle, freundliche und sonnendurchflutete Wintergarten!

Die innere Uhr: wer danach lebt, lebt gesünder und länger

Wenn man sich intensiv mit der eigenen Gesundheit befasst, dann spürt man es ganz genau: Unser Körper ist einem biologischen Rhythmus unterworfen. Und nur dann, wenn wir uns in diesem Takt durchs Leben bewegen, geht es uns gut, fühlen wir uns wohl und haben bessere Gesundheitswerte. Das Problem vieler Menschen: Die heutigen Lebensgewohnheiten sind vielfach schuld, dass unser Lebensrhythmus gestört ist. Und das kann krank machen. Wir sollten uns daher wieder nach der uns von der Natur gegebenen inneren Uhr orientieren. Dazu müssen wir jedoch Einiges wissen.

Burnout Syndrom, Herz-Kreislauf- Störungen, Kopfschmerzen, Migräne, Nervosität und schlechte Laune sind oft die Folgen eines gestörten Lebens-Rhythmus. Das gilt ganz besonders für Frauen und Männer über 50.

Unser Organismus hat im Laufe von 24 Stunden und ganz bestimmten Zeiten optimale Voraussetzungen für spezielle Aktivitäten. Wir sollten uns bemühen, diesen Schwingungen zu folgen.

So können Sie die Schwingungen der inneren Uhr nutzen

▶ Sechs Uhr morgens: Bandscheiben, aber auch Knorpel- und Bindegewebe in den Gelenken haben sich im Schlaf ausgedehnt, sind aufgequollen. Viele leiden beim aufstehen besonders unter Kreuzschmerzen. Die beste Lösung: eine sehr warme Dusche und danach eine Massage mit einer Salbe, welche die Durchblutung fördert, wie zum Beispiel mit einer Propolissalbe aus dem Bienenstock (Apotheke, Reformhaus).

▶ 9 Uhr: Der Blutdruck steigt rasch an. Daher kommt es am Vormittag häufig zu Herz-Kreislauf-Störungen. Meiden Sie deshalb unbedingt große Anstrengungen.

▶ 10 bis 12 Uhr: eine Superzeit für Körper und Geist. Die seelische Stimmung ist gut. Jetzt haben wir die beste Voraussetzung für schwierige Aufgaben und heikle Gespräche. Wir sollten diese Zeit für viele Aktivitäten nutzen.

▶ 12 Uhr: Der Körper sehnt sich nach Ruhe. Er hat sein Mittagstief. Jetzt sollte man sich erholen, nicht zu viel essen, ein wenig spazieren gehen, vielleicht sogar ein kurzes Schläfchen machen.

Regenerationszeit ist angesagt.

▶ 14 Uhr: Jetzt wirken Arzneien besonders. Es ist auch die beste Zeit für einen Zahnarztbesuch, weil man die Schmerzen dann nicht so stark verspürt.

▶ 15 Uhr: Wer sich mittags gesund ernährt und reichlich Vitalstoffe zu sich genommen hat, der verspürt

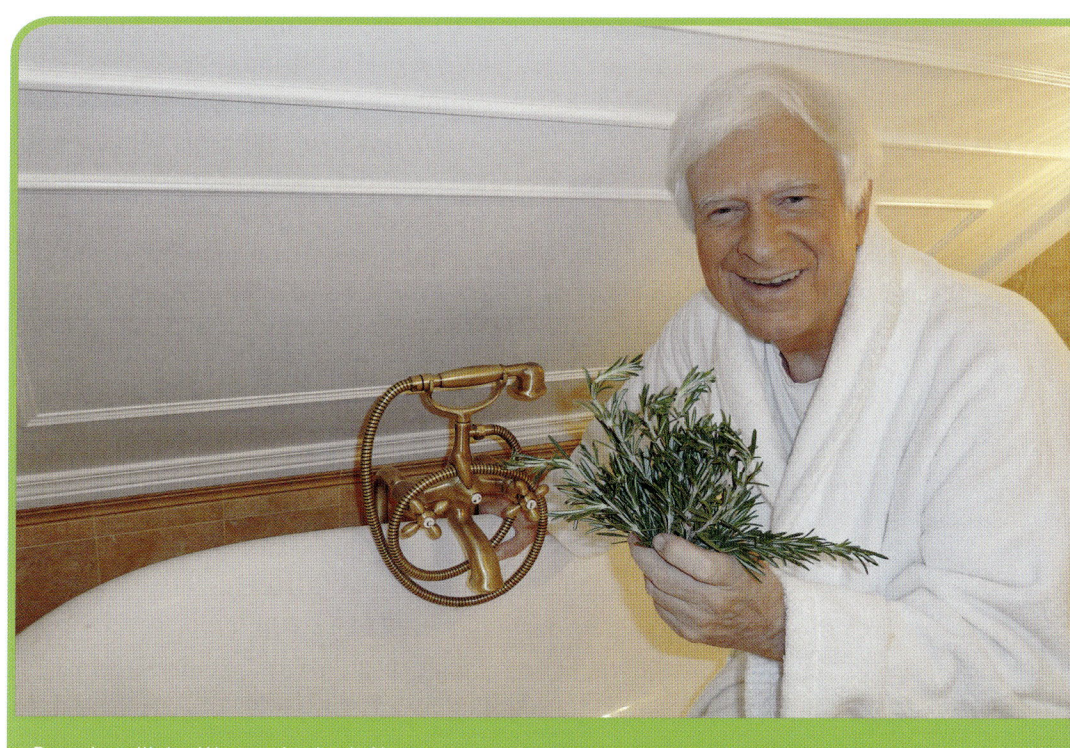

Das abendliche Wannenbad mit Kräuterzusatz kann regenerieren, das Immunsystem aktivieren und das Wohlgefühl fördern.

neuen Schwung, ist konzentriert und für schwierige Aufgaben bereit.

▶ 16 Uhr: Im ganzen Körper bauen sich besonders aktiv die körpereigenen Abwehrkräfte auf. Jetzt ist es sinnvoll, mit Zitrusfrüchten und Sanddornsaft reichlich Vitamin C aufzunehmen. Jetzt sollte man in die Sonne gehen und die Strahlen auf Gesicht, Arme und Beine wirken lassen, damit der Körper genügend Vitamin D bilden kann.

▶ 17 Uhr: Nun ist Zeit für Sport: Wandern, Gehen, Radfahren. Da wir dabei dem Gehirn viel Sauerstoff zuführen, sind wir auch besonders fit im Kopf. Nutzen Sie die Zeit danach für geistige Leistungen.

▶ 19 Uhr: Die Konzentration, aber auch der Blutdruck und der Puls sinken. Der Körper will allmählich zur Ruhe kommen.

▶ 20 Uhr: Wir handeln und denken langsamer, sollten uns auf Regeneration einstellen. Jetzt ist eine ideale Zeit für ein erholsames Wannenbad mit Kräuterzusätzen wie Lavendel, Melisse, Passionsblume, Heublumen.

▶ Ab 20 Uhr: Der Organismus bereitet sich auf die Nachtruhe vor. Jetzt sollte man keine größeren Mahlzeiten mehr einnehmen und nicht zu lange fernsehen.

▶ Von 2 bis 4: Nicht nur die Körpertemperatur, sondern auch die körperliche und geistige Leistungsfähigkeit erreichen einen Tiefpunkt. Jetzt sollten wir schlafen, damit im Körper repariert und regeneriert werden kann.

▶ 4 bis 5 Uhr: Unsere Atemwege ziehen sich zusammen, werden eng. Darum kommt es bei vielen Menschen zu Hustenanfällen, Atembeschwerden und Asthmaanfällen. Am besten, man steht auf, trinkt Wasser oder ungesüßten Kräutertee oder nimmt das Medikament, das man vom Arzt verordnet bekommen hat.

Das sind die wichtigsten Stationen unserer inneren Uhr. Wir sollten uns bemühen, diesen Rhythmus nach Möglichkeit einzuhalten: fürs Jung-, Vital- und Gesundbleiben.

Gedanken: sie können heilen, aber auch krank machen

Ärzte in aller Welt haben das oft und oft beobachtet: Da gibt es in einer Klinik einen Patienten, der ist sehr krank. Alle rechnen mit seinem Ableben. Doch er schafft es. Man spricht von einer Wunderheilung. Was ist passiert? Der Patient hat fest an seine Genesung geglaubt. Er hat all seine starken Gedanken mobilisiert und damit seine Selbstheilungskräfte aktiviert. Wieder ein Beweis dafür: Gedanken können heilen. Leider kann aber auch das Gegenteil passieren: Gedanken können krank machen. In der Medizin spricht man vom Nocebo-Effekt.

Wie Gedanken heilen oder krank machen können

▶ Der österreichische Arzt Dr. Ulf Böhmig hat bereits vor Jahren eine interessante Beobachtung gemacht: Wenn ein Arzt sich einem Patienten sehr verbunden fühlt, sich von Herzen wünscht, dass er bald wieder gesund wird und ihm persönlich mit den besten Wünschen eine wichtige Injektion gibt, dann kann diese einen verblüffend raschen Erfolg bringen. Das Geheimnis: Durch die individuelle Betreuung denkt sich der Patienten bereits gesund.

▶ Bekommt er allerdings ohne lange Erklärung lieblos die gleiche Injektion von einer Nachtschwester verpasst, dann bringt das keinen Erfolg. Negative Erwartungen des Patienten bewirken oft, dass ein Medikament oder eine ärztliche Behandlung deshalb nicht helfen.

▶ Während beim sogenannten Placebo-Effekt im Rahmen einer Scheintherapie eine positive Wirkung eintritt, so ist es beim Nocebo-Effekt gerade umgekehrt: Erprobte Wirkstoffe bleiben ohne Erfolg, weil der Patienten sie ablehnt. Es hängt somit enorm von der geistigen Einstellung des Patienten ab, ob er rasch oder nur sehr langsam gesund wird, ob er es schafft oder ob er keine Chance mehr hat.

▶ Amerikanische Ärzte haben nachgewiesen: Menschen, die

unentwegt krank sind, reden sich sehr oft krank, weil sie immer nur ans Kranksein denken.

► Sogar Operationen gelingen oder misslingen je nachdem, wie sich der Patient geistig darauf einstellt. Großer Pessimismus kann da enorm schaden.

► In Schweden wurde eine über 20 Jahre dauernde Langzeitun-

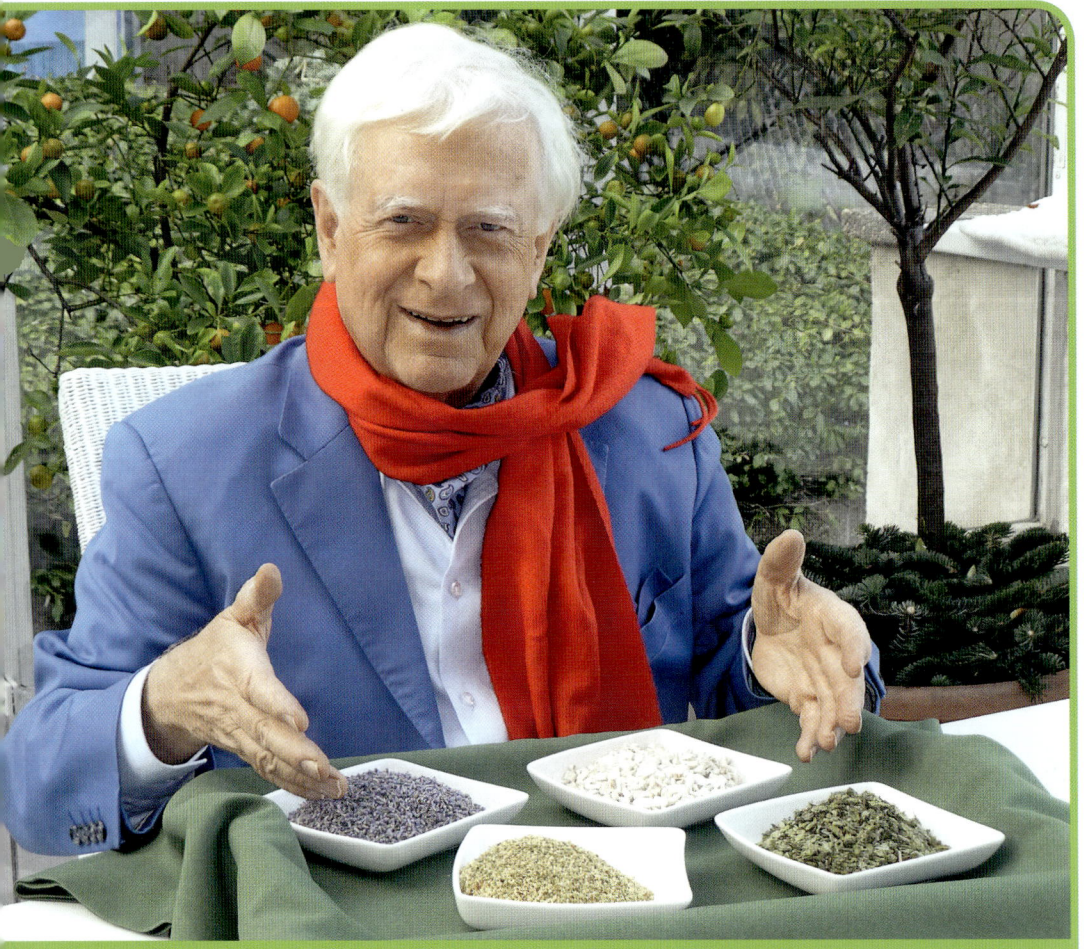

Der feste Glaube an Kräutertees und an bestimmte Gewürze kann eine Wirkung tatsächlich massiv unterstützen.

tersuchung über Herzerkrankungen bei Frauen durchgeführt. Jene Frauen, die sich besonders gefährdet fühlten, bekamen tatsächlich vier Mal häufiger einen Herzinfarkt als andere. Ärzte haben damals betont: »Allein die Befürchtung, besonders herz- und kreislaufgefährdet zu sein, ist ein ernst zu nehmender Risikofaktor wie Bluthochdruck oder Rauchen. Das bedeutet: Was sich im Gehirn einbrennt, wirkt sich dann irgendwann auch im Körper aus.«.

► Die Einbildung kann schuld sein, dass sich jemand krank fühlt, sobald er einen Bericht über gefährliche Handystrahlen gelesen hat. Oder es verspürt jemand bereits die ersten Halsschmerzen, wenn er in den Radio- und Fernsehnachrichten von einer drohenden Grippewelle hört.

► Besonders tragisch ist es, wenn jemand seinen heiß geliebten langjährigen Partner verliert und sich in seiner unendlichen Trauer wünscht, auch bald tot zu sein. Viele dieser Menschen sterben dann tatsächlich, weil sie sich

aufgeben, keinen Lebenswillen mehr besitzen. Solche Beispiele beweisen: Gedanken und Gefühle können Hormone, Nerven und Abwehrzellen beeinflussen. Aber wie unser Körper über erstaunliche Selbstheilkräfte verfügt, so kann er auch zerstörerische Kräfte in sich aufbauen.

► Die wichtigste Waffe gegen den Nocebo-Effekt ist das positive Denken, der Glaube an die körpereigenen Abwehr- und Selbstheilungskräfte. Man kann dafür auch Autogenes Training und Yoga einsetzen. Auch der Glaube an Pflanzenheilkunde oder Naturmedizin kann helfen. Amerikanische und holländische Mediziner haben herausgefunden, dass Kräutertees und bestimmte Gewürze wie etwa Zimt oder Koriander besonders gut helfen, wenn man fest daran glaubt.

Unsere Lebensregel sollte daher lauten: viele Placebo- und wenig oder gar keine Nocebo-Effekte ...

Die Zeit: warum vergeht sie so schnell, wenn man älter wird

Jeder, der das 50. Lebensjahr überschritten hat, kann das an sich selbst beobachten: Das Rad der Zeit scheint sich immer schneller zu drehen. Die Jahre über 50 vergehen wie im Flug. Das wird von allen Älteren immer wieder beklagt. Mehr noch: Man hat mitunter das Gefühl, dass die Stunden, Tage, Monate und Jahre in einem immer rasanter werdenden Tempo dahinjagen. Wissenschaftler haben sich intensiv mit diesem Phänomen befasst. Es hängt in erster Linie mit der Arbeit des Gehirns zusammen.

Es gibt dafür ein wunderbares Alltagsbeispiel, das auf alle Menschen zutrifft, egal ob alt oder jung: Sieben Tage – davon fünf bis sechs Tage voller Arbeit –, schleppen sich mitunter dahin. Macht man dann aber endlich einen wohlverdienten Urlaub, so vergehen sieben Tage wie im Flug. Rückblickend hat man das Gefühl, als wäre man viel länger weg gewesen.

Warum das Gefühl für das Vergehen der Zeit so schwankt

▶ Ein vier- bis fünfjähriges Kind hat das Gefühl, dass es in einem unendlichen Zeit-Raum existiert, weil es sich erst um 25 Prozent seines bisherigen Lebens handelt.
▶ Dieselbe Zeit erscheint einem Fünfzigjährigen als rasendes Fünfzigstel in seinem Dasein, das immer rascher vergeht.
▶ Das erklärt auch, dass sich ältere Frauen und Männer meist viel besser an ihre Kindheit und

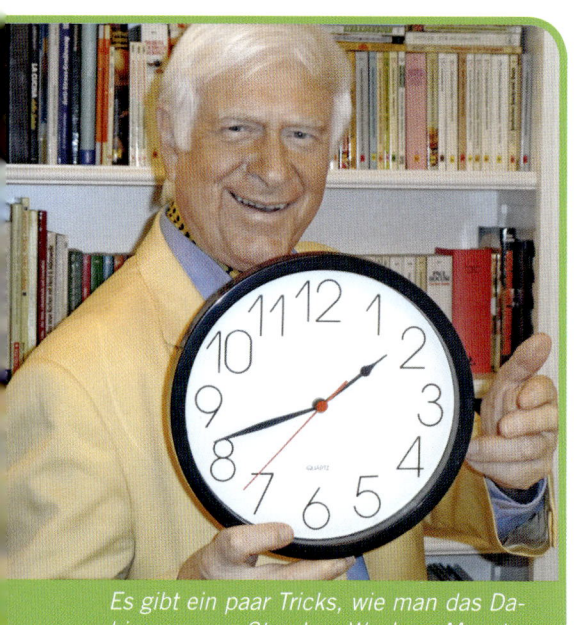

Es gibt ein paar Tricks, wie man das Dahinrasen von Stunden, Wochen, Monaten und Jahren bremsen kann.

Jugend erinnern als an ihre späteren Jahre. Die Zeit der Kindheit und Jugend war damals so lang und alles, was man da erlebt hat, war noch neu und aufregend. In den späteren Jahren passiert nicht mehr so viel.

▶ Diese Erkenntnis kann aber helfen, länger jung zu bleiben. Wer nämlich die Zeit, die im Alter so schnell vergeht, bremsen möchte, der muss den späteren Jahren einfach mehr Leben geben. Man darf niemals aufhören, neue Erfahrungen und neue Eindrücke zu sammeln. Man darf geistig nicht stehen bleiben. Nur dann kann man der dahin rasenden Zeit gegensteuern. Das ist auch das Geheimnis, warum jene älteren Menschen viel jünger wirken, die viel unterwegs sind, mit anderen ausgiebig kommunizieren und wertvolle Aufgaben erfüllen.

▶ Es gibt noch eine weitere wissenschaftliche Erklärung, warum die Zeit im späteren Jahren für viele Menschen viel schneller vergeht. Die meisten von uns erinnern sich, wenn sie zurückblicken, besser und intensiver an negative Ereignisse als an glückliche Momente. Die unangenehmen Erfahrungen brennen sich viel tiefer ins Hirn. Sie vermitteln uns daher auch im Rückblick, dass das alles noch gar nicht lange her ist. Es sind die negativen Erlebnisse, die im Laufe der Jahre die Zeit scheinbar so rasch vergehen lassen.

▶ Der Gegenbeweis: Studien in den USA haben ergeben, dass Menschen, die überwiegend Schönes und Positives erlebt haben, weitaus weniger über das Dahinrasen der Zeit klagen. In der Realität aber ist es so, dass die weniger erfreulichen Erlebnisse im Leben überwiegen.

▶ Internationale Gedächtnisforscher sind der Meinung: Die Zeit würde für ältere Menschen nicht so schnell vergehen, wenn sie sich nicht so sehr mit der Vergangenheit beschäftigen würden, sondern mit der Zukunft. Auch mit 50, 60 oder 70 muss man Pläne schmieden, sich an neue Aufgaben heranwagen. Die gefährlichste und verhängnisvollste Aussage im fortgeschrittenen Alter ist der Satz: »Dafür bin ich schon zu alt!« oder »Das lohnt für mich nicht mehr!«.

Wir müssen uns, wenn wir älter werden, von der falschen Vorstellung trennen, dass unser Gehirn in erster Linie für das Aufbewahren der Vergangenheit da ist. Wir müssen uns immer bewusst sein: Das Gehirn ist in jedem Alter für uns da, damit wir die Zukunft besser meistern können. Nach dem alten Motto: Aus Erfahrung wird man klug.

Wer sich also zukünftig nicht so sehr von der Zeit überrollen lassen möchte, der muss ihr mehr Inhalte geben. Und das bedeutet: Gehirntraining, fit im Kopf bleiben, sich mit der Gegenwart befassen und nicht immer nur der Vergangenheit nachhängen. Dann wird auch für Menschen über 60 die Zeit nicht so erschreckend schnell vergehen.

Krank? Oft fragt man sich das – und ob man zum Arzt muss

Wenn man sich elend fühlt, starke Beschwerden hat, dann ist es völlig klar: Man sucht einen Arzt auf. Doch gibt es im Leben immer wieder Situationen, in denen man nicht so ge- nau weiß: ist das eine harmlose Befindlichkeitsstörung oder ist es eine ernsthafte Krankheit? Kann man das selbst in den Griff bekommen oder muss man zum Arzt?

Einige Beispiele, wann ein Arztbesuch erforderlich ist

▶ Sie bewegen sich und hören deutlich, dass Ihre Knochen knacken und knirschen. Wenn Sie dabei keine Schmerzen verspüren, dann ist das eine voll- kommen harmlose Angelegenheit. Luftbläschen bilden in der Gelenkschmiere eine größere Luftblase und verursachen beim Druckausgleich ein Geräusch. Es kann auch Unebenheiten auf der Gelenkfläche geben.

Ein Arztbesuch ist nicht erforderlich. Wird nach nach einem Sturz oder Unfall so ein Geräusch von Schmerzen begleitet, dann muss das ein Arzt ansehen.

▶ Plötzlich tanzen viele kleine schwarze Punkte vor ihren Augen. Man nennt sie in der Volksmedizin auch »fliegende Mücken«. Sie sind meistens harmlos und entstehen durch Trübungen des Glaskörpers im Inneren des Auges. Vermutlich haben Sie in grelles Licht geschaut. Wenn Sie den Blickwinkel ändern, verschwinden die Pünktchen wieder. Wenn diese Pünktchen allerdings nach einem Unfall von Blitzen begleitet auf dunklem Hintergrund hin und her flitzen, dann ab zum Augenarzt. Es könnte sich um einen Riss in der Netzhaut handeln.

▶ Da ist ein unerträgliches Pfeifen im Ohr. Wenn es rasch wieder vergeht, handelt es sich um vorübergehende Durchblutungsstörungen in den zarten Innenohrgefäßen. Dauert dieses Pfeifen aber mehrere Tage an und ist mit Schwindelanfällen verbunden, dann sollte der Hals-Nasen-Ohren-Arzt das Pro-

blem untersuchen. Es könnte sich möglicherweise um den Vorboten von Tinnitus handeln.

▶ Sie leiden an einer heftigen Erkältung und stellen plötzlich fest,

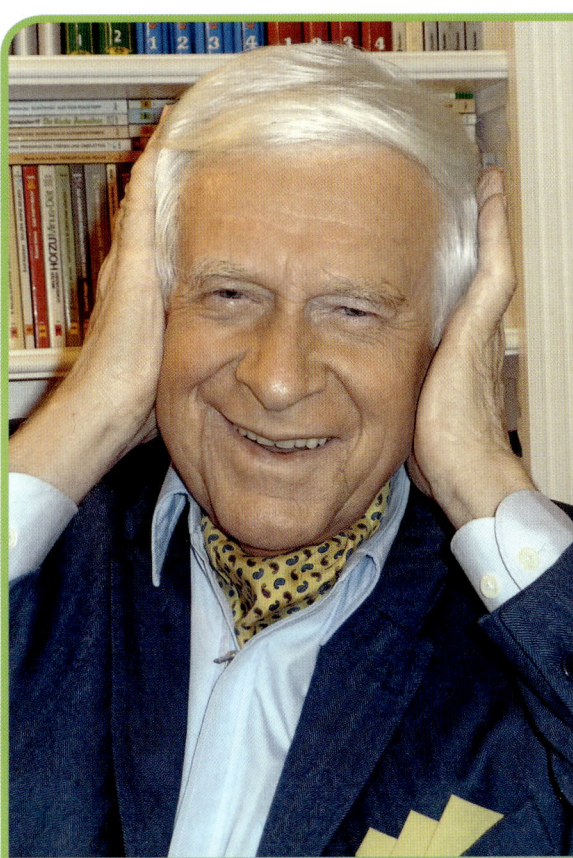

Ein vorübergehendes Pfeifen im Ohr ist zwar unangenehm, kann aber völlig harmlos sein

dass Sie aus der Nase bluten. Da ist vermutlich ein Blutgefäß in der Nasenschleimhaut geplatzt. Das ist oft das Zeichen für das Ende der Erkältung. Damit brauchen Sie nur dann zum Arzt zu gehen, wenn die Blutung nicht aufhört. Das Nasenbluten kann übrigens auch durch die Einnahme bestimmter Medikamente ausgelöst werden.

► Sehr unangenehm ist es, wenn das Augenlid ständig zuckt, was oft die Folge von Stress, Übermüdung und zu langem fernsehen ist. Aber auch zu viel starker Kaffee kann den kleinen Lidmuskel zum Vibrieren oder Zittern bringen. Ebenso können Magnesiummangel oder Schlafmangel dahinterstecken. Damit brauchen Sie nicht zum Arzt zu gehen.

► Sie haben in Kamm oder in der Bürste viele Haare. Nur keine Panik. Es ist normal, dass die Kopfhaut Haare abstößt. Wenn es vorübergehend etwas mehr sind, ist das oft die Folge einer Hormonumstellung in den Wechseljahren, aber auch während der Schwangerschaft. Auch nach Fieber, bei einer Diät oder bei einer starken seelischen Belastung kann der Haarausfall verstärkt auftreten. Sie müssen erst dann zum Arzt, wenn Sie über einen längeren Zeitraum täglich über 100 Haare verlieren.

► Der Urin ist extrem dunkel. Entweder haben Sie zu wenig Wasser getrunken, spezielle Lebensmittel konsumiert oder Medikamente eingenommen. Nach dem Verzehr von Roter Bete verfärbt sich der Urin rot. Kein Grund für einen Arztbesuch. Der ist dann wichtig, wenn Sie Blut im Urin haben.

► Ein heftiges Stechen in der Brust muss, vor allem, wenn es bald wieder vergeht, noch lange kein Herzinfarkt sein. Das kann ein Problem in der Wirbelsäule sein. Es kann sich um ein Völlegefühl mit Bauchhochstand handeln. Auch Sodbrennen oder Stress können mit Brustschmerzen verbunden sein. Schmerzen in der Brust sollten vorsichtshalber immer vom Arzt abgeklärt werden.

Komplimente und Lob fördern die Gesundheit

Die Situation am Arbeitsplatz, aber auch zu Hause innerhalb der Partnerschaft oder Familie immer wieder die gleiche: Vieles, was man tut, wird von den anderen zwar geschätzt, aber für selbstverständlich gehalten. Die Folge: Keiner sagt etwas, keiner lobt, keiner macht ein Kompliment. Ganz besonders stark verbreitet ist dieses Problem in Partnerschaften älterer Menschen. Das führt zu Kränkungen, Frustrationen und stillem Ärger. Und dieser seelische Zustand macht mit der Zeit krank. Das kann man verhindern: mit ehrlichen Komplimenten sowie mit dem richtigen Lob zur richtigen Zeit.

Es ist eine Tatsache: Jeder Mensch, in jedem Alter, braucht Lob für seine Leistungen: Das Schulkind für gute Noten, die Oma für ihren optimalen Einsatz für die Familie, der Obst- und Gemüsehändler für seine erstklassige Ware. Als besonders wertvoll wird es empfunden, wenn Frauen Frauen, wenn Männer Männer loben. Lob und Anerkennung sind ein überaus wichtige Bestandteile der zwischenmenschlichen Kommunikation.

Komplimente und Lob sind nicht nur die Würze des Lebens. Sie haben oft eine weitaus größere Tragweite, denn sie haben eine positive Wirkung auf die Seele, aber auch auf die körperliche Gesundheit. Ein aufrichtig gemeintes Kompliment, ein spontanes Lob sind richtige Naturarzneien.

Was Lob und Komplimente bewirken können

▶ Stress wird binnen weniger Minuten abgebaut und macht purer Freude Platz. Warum? Wer gelobt wird, produziert im Gehirn jede Menge Glückshormone.
▶ Kopfschmerzen, Migräne, Verspannungen im Bereich von Hals, Nacken, Schultern und Rücken verschwinden tatsächlich wie von Zauberhand.
▶ Plötzlich funktioniert die Verdauung wieder.
▶ Der Blutdruck wird positiv beeinflusst.
▶ Wer abends das Lob noch einmal Revue passieren lässt, schläft

auch besser ein und erholt sich nachts besonders gut.

▶ Wer regelmäßig Lob und Komplimente erhält, hat weniger Hautprobleme. Das bedeutet: Lob und Komplimente fördern auch das attraktive Aussehen.

▶ In der kalten und kühlen Jahreszeit extrem wichtig: Komplimente und Lob stärken die Immunkraft. In Familien und Firmen, in denen die Menschen nett miteinander umgehen und ihre Bewunderung für die Leistungen des andern zeigen, gibt es im Winter weit weniger Grippekranke oder Schnupfenopfer.

▶ Wer zu schüchtern ist, um Komplimente oder Lob auszusprechen, der kann die netten, anerkennenden Worte auf einen kleinen selbstklebenden Zettel schreiben und auf dem Schreibtisch oder am Badezimmerspiegel fixieren. Auch das kann viel Freude machen. Wer so ein Lob liest, bei dem tanzen zahllose Glückshormone im Gehirn.

Allerdings müssen die Komplimente oder das Lob ehrlich gemeint sein. Wenn der oder die andere spürt, dass so ein Kompliment nichts anderes als ein plumper Annäherungsversuch ist, dann treffen die Worte ins Leere und bringen natürlich keinen Erfolg. Lob und Kompliment dürfen auch niemals übertrieben werden. Sie sollten vielmehr diskret, sanft und freundlich ausgesprochen werden. Dass ein Vorgesetzter Lob verteilt, das ist häufiger der Fall. Er selbst bekommt selten Lob. Daher: Auch der Chef freut sich, wenn er von seinen Mitarbeitern gelobt wird.

Zum Schluss noch ein heikles Thema: Viele Frauen und Männer, die über 60 oder 70 sind, leben oft allein, führen ihren Haushalt, verwöhnen die Familie mit Köstlichkeiten, leisten Großartiges. Doch da sie allein leben, bekommen sie kein Lob. Amerikanische Wissenschaftler der Psychologie an der Universität von New York haben nachgewiesen: Wer von seinen Mitmenschen nicht gelobt wird, der sollte sich selbst auf die Schulter klopfen, sollte sich selbst loben. Etwa mit den Worten: »Das hast Du wieder einmal gut gemacht!« Auch diese Art von Eigenlob fördert die Gesundheit, die gute Laune und das Ego.

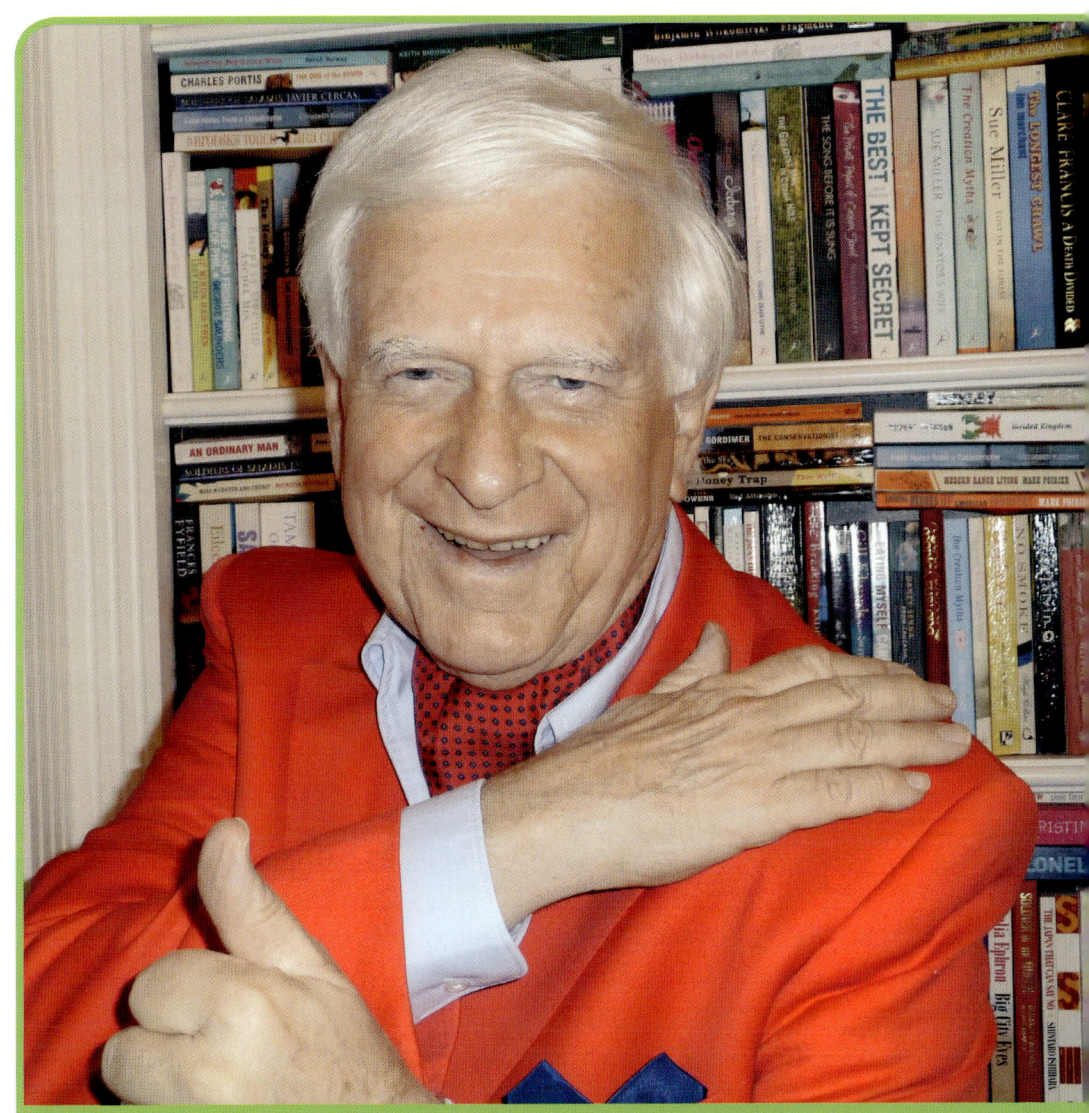

Wenn niemand Sie lobt, dann tun Sie es selbst. Klopfen Sie sich auf die Schulter und schon geht es Ihnen besser!

Verlieben mit 70 oder 80: durchaus möglich!

Wenn im Frühling ringsum alles wächst, blüht und duftet, wenn die Sonne von einem azurblauen Himmel lacht, da finden wir es ganz logisch, wenn junge Menschen sich verlieben. Wenn reifere Jahrgänge sich kennenlernen und zueinander finden, spricht man von Sympathie oder Freundschaft. Kaum jemand kommt auf die Idee, zu sagen: »Oma oder Tante Frieda hat sich verliebt!« Amerikanische Wissenschaftler sagen: »Verliebt mit 70 oder 80. Das gibt es tatsächlich! Da kann sogar noch die ganz große Liebe kommen.«

Die jungen Leute lernen einander in der Disco, im Schulhof, in der Universität oder bei Tanzveranstaltungen kennen. Ältere Menschen kommunizieren im Seniorenheim, auf einer Gesundheitsmesse, im Kaffeehaus, in der Konditorei, im Krankenhaus oder in der Tanzschule. Dort können sich zwei Personen durchaus verlieben.

Was im Körper älterer Menschen passiert, wenn sie sich verlieben.

▶ Wenn jemand mit 70 oder 80 oder vielleicht noch älter fit und geistig gesund ist, kann der- oder diejenige sich durchaus verlieben. Im im Gehirn gibt es nämlich vier verschieden Nervenzellenfelder, die noch bestens funktionieren und bei Liebesgefühlen funktionieren.

▶ Diese vier kleinen Areale sind nur wenige Quadratzentimeter groß. Auf Computeraufnahmen kann man exakt erkennen, dass sie aufleuchten und blinken, wenn die oder der Betroffene sich verliebt.

▶ Wenn Frau oder Mann sich wirklich in jemand verliebt hat, dann leuchten diese Gehirnareale auch dann auf, wenn auf dem Computer bloß ein Foto des anderen erscheint.

▶ Ist es ein echtes Verliebtsein, dann werden gleichzeitig andere Teile des Gehirns außer Kraft gesetzt, die für Konzentration, Aufmerksamkeit und für schwierige Aufgaben gebraucht werden. Das ist auch die Erklärung

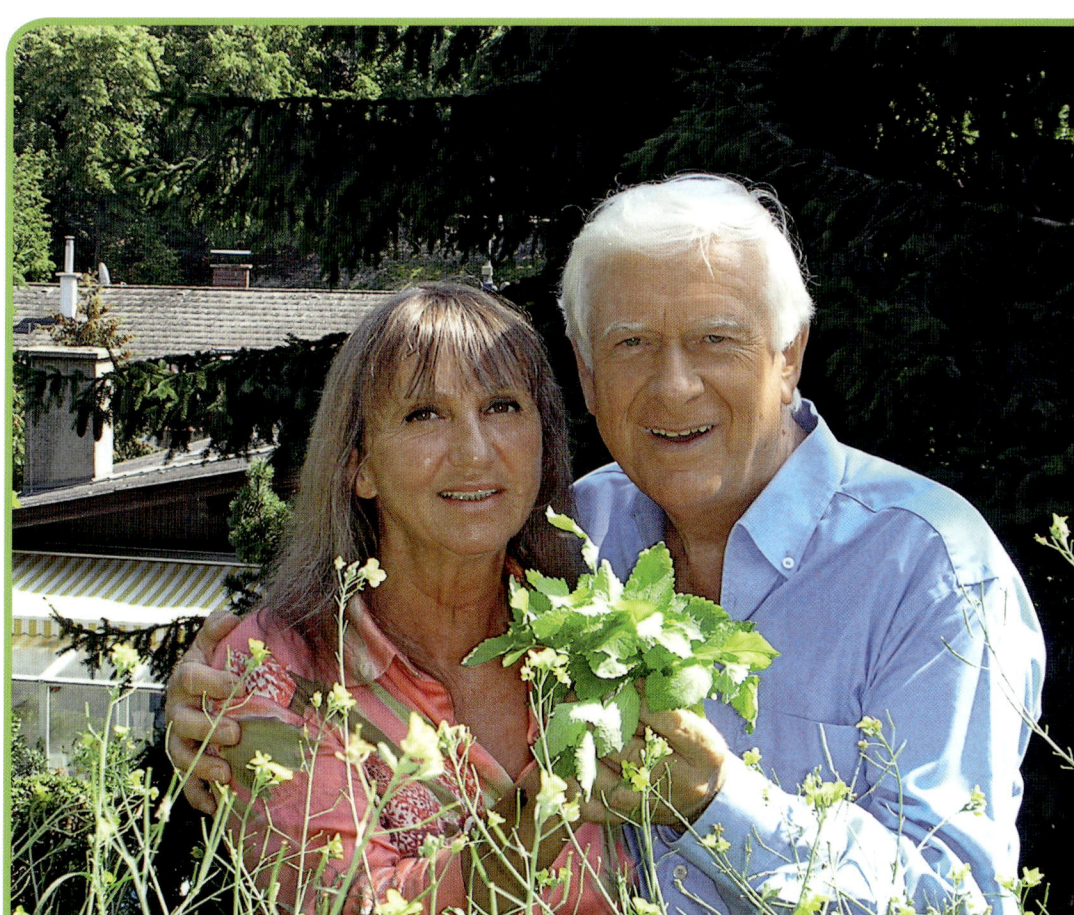

dafür, dass Verliebte oft nicht klar denken können. Bei älteren Menschen ist das besonders ausgeprägt.

▶ Weiterhin werden beim Verliebtsein zwei weitere Gehirnteile blockiert, die eine große Rolle für Ängste spielen. Daher ist es

Wir sind seit 45 Jahren verheiratet und ich kann sagen, dass wir uns in dieser Zeit bereits über 20 Mal neu ineinander verliebt haben!

typisch für reifere Jahrgänge, die sehr oft von Ängsten geplagt werden, dass sie plötzlich mutig sind und optimistisch in die Zukunft sehen, wenn sie sich verliebt haben.

► Eine holländische Untersuchung hat gezeigt: Ältere Frauen und Männer verlieben sich vor allem deshalb so überzeugend, weil sie in dieser Phase mehr vom Glückshormon Serotonin und vom Aktivhormon Dopamin im Gehirn produzieren. Intensiver, als das bei manchen jungen Leuten passiert.

► Das bedeutet aber auch, dass man die Stimmung fürs Verlieben auch durch die Ernährung fördern kann. Zum Beispiel wenn man jeden Tag zwei Bananen isst, ein kleines Stück Schokolade genießt, Walnüsse kaut und Fisch – wegen der Omega-3-Fettsäuren –, in den Speiseplan einbaut.

► Beobachtungen an verliebten Menschen mit 70, 80 oder 90 haben gezeigt, dass sie ihren Zustand bewusst erleben, sich jünger fühlen als sie sind und ihre chronischen Schmerzen weniger spüren. Viele geben zu: Das Verliebtsein ist auch eine Naturarznei. Ein Teil der Verliebten erleben Glücksgefühle, Zärtlichkeit und Geborgenheit mehr als man denkt und sie erleben dadurch auch eine erfüllte Sexualität.

Wie ist das bei Ehepaaren, die sich seit Jahrzehnten kennen und in Harmonie leben? Auch sie können sich immer wieder neu verlieben. Psychologen erklären das so: Menschen verändern sich. Meist alle sieben bis zehn Jahre. Da muss man sich wieder neu entdecken, kennen- und liebenlernen. Ehepaare, die zwischen 70 und 80 sind, geben oft zu, dass sie nach wie vor miteinander flirten. Studien haben erst kürzlich ergeben, dass glückliche Paare länger leben und eine bessere Lebensqualität haben. Weil sie sich immer wieder aus Neue ineinander verlieben und damit in einem Meer von Glückshormonen schwimmen ...

Anti-Stress-Übung mit der Rosinenmeditation

Niemand bleibt in unserer hektischen Zeit vom Stress verschont. Und je älter man wird, desto schwieriger kommt man damit zurecht. Stress kann daher eine gesundheitliche Belastung darstellen. Die Angst vor einem Burn-out-Syndrom ist nicht unbegründet. Die Frage ist nun: Wie kann man sich vor dem Stress und den Stressfolgen schützen? Amerikanische Forscher haben ein ganz einfaches Meditationsprogramm entwickelt, dass jeder in jedem Alter problemlos zu Hause durchführen kann.

Sie brauchen dazu nichts anderes als fünf Rosinen, Sultaninen oder Korinthen, außerdem Wasser, ein Wasserglas und eine Flasche Sanddornollfruchtsirup. Wichtig ist, dass Sie ungeschwefelte Trockenfrüchte essen, was auf der Packung vermerkt sein muss. Geschwefelte Trockenfrüchte können Atemwegsbeschwerden, Krämpfe oder Hautreizungen verursachen.

Wenn Sie denken, dass Sie nun als erstes die Rosinen verzehren sollen, irren Sie sich. Diese fünf Rosinen sind der Mittelpunkt der »Rosinenmeditation«. Diese Meditationsform wurde bereits im Jahr 1979 an der amerikanischen Universitätsklinik von Boston entwickelt und wird heute weltweit von Trainern zur Linderung stressbedingter Beschwerden angeboten. Wie gesagt: Die Übung ist so leicht und einfach, dass man sie auch als Laie zu Hause durchführen kann.

So wird die Anti-Stress-Übung durchgeführt

▶ Legen Sie die fünf Rosinen, Sultaninen oder Korinthen eine nach der anderen auf die flache linke oder rechte Hand.

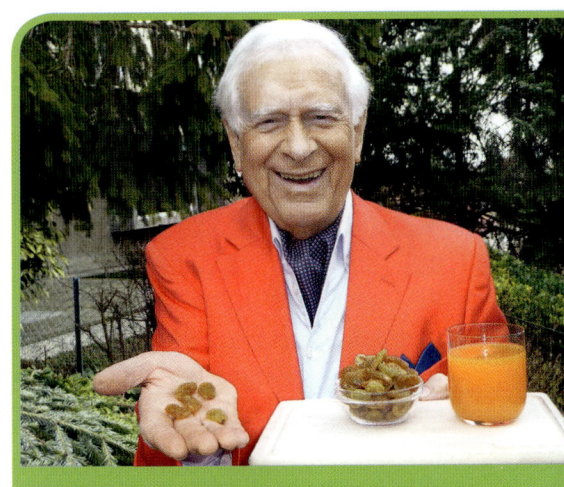

Mit fünf Rosinen und einem Vitamin-C-Getränk kann man sich vor Stress schützen!

- Am besten tun Sie das im Sitzen. Konzentrieren Sie sich nun voll und ganz auf die Trockenfrüchte. Schauen Sie jede Frucht genau an.
- Danach betrachten Sie die Oberfläche jeder Rosine und lassen die Farbe auf sich wirken.
- Jetzt beobachten Sie, wie das Licht an einigen Stellen auf und durch die Früchte fällt.
- Jetzt kommt die Tastmeditation: Üben Sie mit dem Zeigefinger leichten Druck auf die getrockneten Trauben aus. Auf jede einzelne.
- Danach prägen Sie sich das Gesamtbild ein, das ist der Start zur Gaumenmeditation.
- Nehmen Sie langsam und bedächtig eine Rosine nach der anderen und legen sie diese auf die Zunge. Dabei wird jede Rosine intensiv gekaut. Am besten 30 Mal.
- Konzentrieren Sie sich beim Kauen auf den köstlichen Geschmack.
- Erst nach dem gründlichen und bewussten Kauen wird geschluckt.

Damit aber ist die Meditationsübung noch nicht beendet. Was hat sie bisher gebracht? Sehr viel: Durch die Konzentration auf die einzelnen Rosinen ist man ruhiger geworden, hat Abstand vom Stressauslöser bekommen. Und der Organismus ist optimal mit nahezu allen B-Vitaminen versorgt worden, die in den getrockneten Weinbeeren in hoch konzentrierter Form enthalten sind. Das stärkt die Nerven.

Außerdem: Der natürliche Zucker der Trockenfrüchte gelangt mit den Ballaststoffen nur langsam ins Blut. Das verhindert den Heißhunger auf Süßes, eine häufige Begleiterscheinung bei Stress.

Jetzt gilt es bloß ein Problem zu lösen: Vitamin C ist wichtig zur Stressbewältigung. Doch das Vitamin C in den Weinbeeren geht beim Trocknen verloren, weshalb der Organismus die großen Mengen an Eisen nicht nutzen kann, die ebenfalls wichtig gegen den Stress sind und für die Vitamin C erforderlich ist. Aus diesem Grund rührt man in ein Glas Wasser vier bis fünf Esslöffel Sanddornsirup ein. Das reichliche Vitamin C aus dem Sanddorn vertreibt den letzten Rest der Stressbelastung. Man kann auch ein Glas frisch gepressten Orangen- oder Mandarinensaft trinken.

Das ist eine anerkannte Anti-Stress-Übung: Wer aber gesundes Süßes nascht und keinen Stress hat, der wird viel Gaumenfreude daran haben.

Die Nerven: was sie mögen und was nicht

Je älter man wird, desto häufiger leidet man unter schwachen Nerven. Das sollte man jedoch nicht so hinnehmen. Dagegen kann man etwas tun. Zuerst aber sollte man wissen: Warum leiden wir an Nervosität? Was passiert da im Organismus?

Dafür können zwei Vorgänge verantwortlich sein. Erstens: Das vegetative Nervensystem ist gestört und geschwächt. Meist durch äußere Einflüsse wie Stress, Ärger, Hektik, Lärm, Erschöpfung, zu viel Arbeit oder durch Ängste. Zweitens: Sie entsteht durch falsche Ernährung, durch einen Mangel an lebenswichtigen Substanzen und Wirkstoffen, die man als Nervennahrung bezeichnet.

Man muss wissen: Es gibt Lebensmittel, die unsere Nerven mögen. Und es gibt tatsächlich bestimmte Produkte, die unsere Nerven ganz und gar nicht mögen.

Optimale und schlechte Nervennahrung

▶ Das sollten Sie für starke Nerven zum Frühstück genießen: ein Müsli ohne Zucker, gesüßt mit kleingehackten Trockenfrüchten wie Datteln, Feigen, Dörrpflaumen, Rosinen. Oder Haferbrei. Oder Vollkornbrot mit Käse und Putenschinken. Dazu Radieschen, ein paar Gurkenscheiben, Apfel, Birne, Joghurt.

▶ Das sollten Sie beim Frühstück meiden: Kuchen, Torten, Blätterteiggebäck, Rührei mit Speck, fettreiche Wurstsorten, Weißmehlbrötchen mit Butter und Marmelade, Croissants mit Butter.

▶ Eine Hauptmahlzeit, die den Nerven gefällt, weil sie dadurch stark

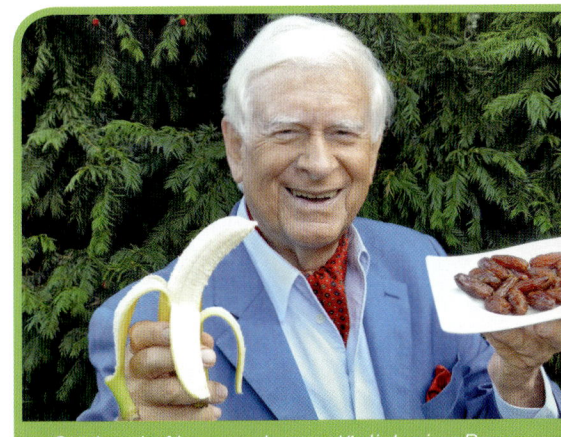

Stärkende Nervennahrung: täglich eine Banane und ein paar Trockenfrüchte.

wie Drahtseile werden: Gedünsteter Fisch mit Reis und Gemüse, Getreidebuletten, Blattsalate mit gegrillten Hühnerbruststreifen, Spinat mit Spiegelei und Pellkartoffeln, Vollkornspaghetti mit Gemüsesugo, Linsencurry, Pfannkuchen aus Vollkorn.

▶ Das sollten Sie als Hauptmahlzeit aus Rücksicht auf die schwachen Nerven besser nicht konsumieren: frittierte Speisen, zu viel Fleisch, allzu große Fleischportionen. Gemüsegerichte mit saurer Sahne, Salamipizza, Spaghetti Carbonara, Pfannkuchen mit Schokoladesauce und geschlagener Sahne.

▶ Auch wenn man zwischendurch etwas isst, sollte man Lebensmittel wählen, die unseren Nerven Kraft geben. Dazu gehören Bananen, Trockenfrüchte, Beeren, Joghurt, Buttermilch, Vollkornbrot mit Schinken, Quark oder Frischkäse, ein Müsliriegel.

▶ Bei einer Mahlzeit zwischendurch schwächen Sie die Nerven mit einem Weißmehlbrötchen mit Leberkäse, mit einem großen Stück Pizza, mit einer Tüte Pommes, mit einem Burger, mit Keksen und Schokolade.

▶ Auch bei den Getränken, die man im Laufe des Tages konsumiert, sollte man daran denken, was den Nerven guttut oder nicht. Starke Nerven mögen Wasser oder besser Mineralwasser mit reichlich Magnesium, aber auch Früchtetee, Kräutertee, grünen Tee und weißen Tee. Gut für starke Nerven sind frisch gepresster Orangensaft, Möhrensaft, Rote-Bete-Saft, Molke und Kakao.

▶ Was unsere Nerven gar nicht mögen: reichlich Alkohol, riesige Mengen Kaffee und koffeinhaltige Getränke, stark zuckerhaltige Limonaden.

Wenn die Nerven besonders angeschlagen sind, sollte man sich in Ruhe hinsetzen und eine Banane langsam essen, gut kauen und genießen. Oder fünf Datteln essen und die auch wieder langsam und intensiv kauen. Eine ideale Hauptmahlzeit zum Stärken der Nerven speziell im reiferen Alter ist Naturreis mit zarten, grünen und gedämpften Erbsen. Statt Naturreis kann auch gedämpfte Hirse verzehrt werden.

Fortschritt: keine Angst vor Veränderungen

Ein älterer Mensch hat Geburtstag. Viele Enkel, Urenkel, aber auch erwachsene Kinder stellen sich die Frage: Was schenken wir der Mutter, Großmutter oder dem Urgroßvater? Die jungen Leute denken natürlich an eine moderne Überraschung: an einen Computer, ein Mobiltelefon oder an einen CD-Player. Oder aber an ein Fernsehgerät, das zahllose tolle Funktionen hat.

Doch beim Geburtstagsfest erzielt das Geschenk Panik und Entsetzen. Die Schenkenden, selbst ganz vertraut mit der digitalen Technik, haben nicht bedacht, dass dem Empfänger (noch) alles ganz fremd ist und unter Umständen auch ängstigen könnte. Und man hört dann den Satz: »Um alles in der Welt! Damit kenne ich mich nicht aus. Dafür bin ich viel zu alt.«

Viele ältere Menschen denken so. Und das ist absolut falsch. Damit zeigen Sie, dass Sie wirklich alt sind. Gehen Sie auf die Herausforderung ein. Lernen Sie den Umgang mit den modernen Geräten. Legen Sie die Angst davor ab. Wenn Sie sich mit einem elektronischen Geschenk Schritt-für-Schritt näher befassen, werden Sie bald Spaß daran haben. Und Sie tun damit etwas Praktisches für Ihre geistige Fitness.

Es ist wichtig, dass man über dieses Thema spricht. Das Leben stellt uns jeden Tag vor neue Aufgaben. Auch im Alter. Schauen wir uns doch um: Der Fortschritt in Wissenschaft, Forschung und Technik beeinflusst uns im Alltag immer mehr. Das darf Frauen und Männer über 60 nicht abschrecken. Im Gegenteil: das soll uns Mut machen, sich der modernen Zeit anzupassen und die Vorteile des Neuen zu nutzen.

Es ist doch nicht erstrebenswert, das Enkelkind zu bitten, den Video-oder DVD-Recorder zu programmieren. Es ist auch nicht lustig, wenn man hilflos vor dem Computer sitzt, weil man nicht ins Internet findet. Oder wenn der Kopierer vom Faxgerät meldet: Kein Papier. Und man hat keine Ahnung, wie das Problem gelöst werden könnte. Wenn Sie aber all das beherrschen und verstehen, dann fühlen Sie sich um Jahre jünger.

So können Sie sich für moderne Neuerungen und Veränderungen stark machen.

Das Mehrstufenprogramm für den Umgang mit Veränderungen

▶ Legen Sie die Angst und Unsicherheit ab, wenn Sie mit modernen Geräten umgehen. Während Sie noch zögern, ob Sie den Umgang damit schaffen, hat ihr Gehirn sich schon mit der neuen Aufgaben befasst.

▶ Als nächstes treten Helfer auf den Plan: Hormone. Zuerst werden Stresshormone ausgeschüttet, z. B. das sogenannte Noradrenalin. Parallel dazu wird im Gehirn das Serotoninsystem aktiviert. Das bedeutet: Zum Stress gesellen sich Glückshormone. Dadurch werden eine innere Spannung und die Aufmerksamkeit erhöht. Und damit sind Sie bereit, sich auf das Neue einzustellen.

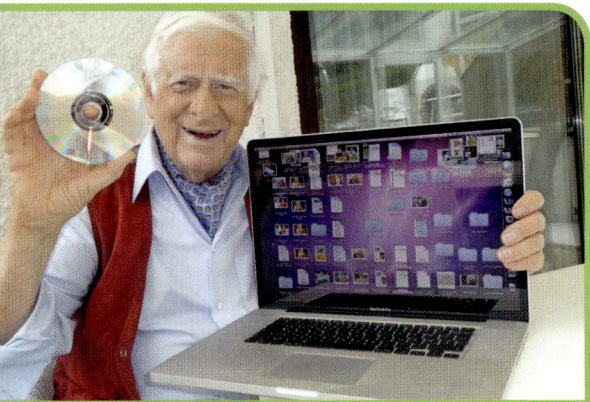

Jeder schafft es, mit technischen Neuerungen umzugehen. Man muss nur die Angst vor Computer und Co. ablegen!

▶ Genieren Sie sich nicht, wenn Sie etwas nicht gleich verstehen. Wenn Sie mit einem Smartphone, mit einem I-Pad oder einem elektronischen Lesegerät vertraut werden wollen, wenden Sie sich an die Fachleute in den Shops der Telefongesellschaften. In vielen Seniorenclubs werden Kurse für den Umgang mit diesen Geräten angeboten.

▶ Geben Sie nicht gleich auf, wenn Ihnen Fehler unterlaufen. Durch diese Fehler lernen Sie schneller, sich auf das Neue einzustellen.

▶ Versorgen Sie Ihr Gehirn mit Sauerstoff und sehr viel Flüssigkeit. Liefern Sie Ihrem Gehirn wichtige Nährstoffe: Lecithin und Omega-3-Fettsäuren. Rühren Sie jeden Morgen zum Frühstück zwei Esslöffel Soja-Lecithin-Granulat in einen Becher Naturjoghurt oder ins Müsli. Omega-3-Fettsäuren holen Sie sich aus wöchentlich zwei Fischmahlzeiten, aus Leinöl und Nüssen. Damit verbessern Sie Ihre Denkvorgänge, wenn Sie sich mit einem modernen Gerät vertraut machen. Glauben Sie mir: Sie schaffen das locker! Und wenn Sie es geschafft haben: Gratulation!

Wohlfühlzeit: die braucht jede Frau für sich ganz allein

Eine ältere Dame spielt mit ihren beiden Enkelkindern im Garten. Dann bereitet sie die gemeinsame Kaffeepause vor: mit Malzkaffee und einem selbst gebackenen Kuchen. Danach bringt sie die Kinder zu ihrer Tochter. Auf dem Rückweg schaut sie bei dem Sozialverein vorbei, wo Senioren Spielzeug für krebskranke Kinder basteln. Da ist sie voll mit dabei. Alle beneiden diese Frau und denken: »Die hat ein schönes Leben!« Bis zu einem gewissen Grad stimmt das auch. Doch wenn man über 60 ist und jeden Tag Verpflichtungen und Termine hat, kann das ganz schön anstrengend sein.

Noch weitaus problematischer ist dieses Thema für berufstätige, jüngere Frauen, die mit so viel alltäglicher, selbstverständlicher Arbeit belastet sind, dass sie kaum zum Durchatmen kommen.

Es gibt einen aktuellen Anlass, darüber nachzudenken. Die vierteljährliche Umfrage »Frauenbarometer«, die im Auftrag der österreichischen Frauenministerin Gabriele Heinisch-Hosek durchgeführt wird, hat kürzlich ein erschütterndes Ergebnis gebracht, das locker auch für Deutschland gelten kann: Bei den meisten Frauen stimmt die Balance zwischen Arbeit, privaten Verpflichtungen und Freizeit überhaupt nicht mehr. Das trifft auf junge wie auf ältere zu. Zwei Drittel der Frauen in unserer Gesellschaft haben weniger als eine Stunde täglich für sich selbst, in der sie sich zurückziehen, wohlfühlen und neue Kraft tanken können.

Abgesehen von den beruflichen Aktivitäten: Vieles, was Frauen ganz selbstverständlich für den Haushalt und die Familie tun, geschieht auf Kosten ihrer eigenen Freizeit und des Wohlbefindens. Jede Frau braucht aber einen Freiraum, in dem sie nur für sich selbst da sein kann, um auszuruhen, sich zu verwöhnen, ohne Diskussionen, Gespräche und Alltagsprobleme.

Es ist daher wichtig, dass jede Frau – von der Oma bis zur jungen Mutter –, einen festen Zeitplan erstellt, in dem sie für sich persönlich jeden Tag einen Freiraum einplant. Daran sollte man sich natürlich auch halten.

Hilfreiche Vorschläge für mehr Wohlfühlzeit

► Das Wichtigste, was eine berufstätige Frau, aber auch die gestresste Großmutter lernen muss: Nein sagen. Es ist gefährlich für die körperliche und seelische Gesundheit, wenn man die Heldin spielt und alles erledigen möch-

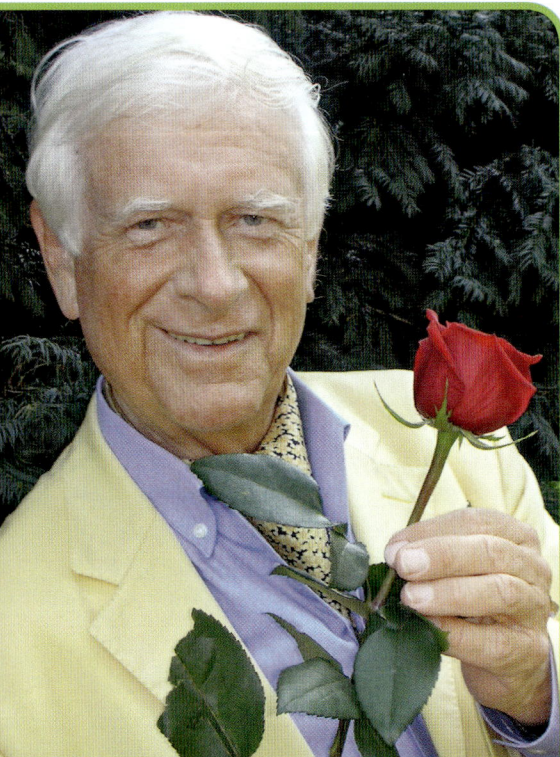

Mein Vorschlag: Ein Tee aus frischen Rosenblättern bringt Frauen Entspannung und Wohlgefühl.

te, was die anderen in der Familie auch tun könnten. Wenn eine Frau spürt, dass all das, was sie um die Ohren hat, zu viel ist, dass sie Gefahr läuft, ein Burn-out-Syndrom zu erleiden, muss sie rechtzeitig die Bremse ziehen.

► Versuchen Sie es doch einfach mal; tragen Sie in den Familienkalender ein: 16 bis 18 Uhr: Faulenzen. Und das müssen Sie dann auch tun. Die ganze Familie muss das wissen und zur Kenntnis nehmen: Diese beiden Stunden sind für die anderen tabu, die gehören ganz allen Ihnen.

► Wenn es in der Familie und am Arbeitsplatz laut zugeht, dann brauchen Sie Ruhe, absolute Ruhe. Setzen Sie sich an eine einsame Stelle im Garten. Ziehen Sie sich allein auf Balkon und Terrasse zurück. Machen Sie einen Spaziergang in einem nahe gelegenen Wald. Oder setzen Sie sich 15 Minuten lang in eine Kirche.

► Kuscheln Sie sich in Ihren Lieblingssessel, hören Sie Musik oder lesen Sie.

► Ziehen Sie sich ins Badezimmer zurück. Sperren Sie am besten von innen ab. Lassen Sie Badewasser ein. Verwenden Sie einen Lavendelbadezusatz zum Entspannen, Rosmarinnadeln zum fit werden. Streuen Sie Rosenblätter ins Badewasser, genießen Sie die Wärme und atmen Sie tief durch.

▶ Oder lassen Sie sich einen Massagetermin geben. Eine Massage führt optimal zur Entspannung und zum Wohlfühlen. An der MacMasters Universität in Hamilton, Kanada, hat eine jüngste Studie ergeben: Beim Durchkneten werden in den Muskeln Gene aktiviert, die Entzündungen hemmen, Schmerzen lindern und den ganzen Körper entspannen. Gleichzeitig werden Glückshormone produziert.

Musik: in vielen Fällen wirkt sie wie eine starke Naturarznei

Vermutlich haben Sie das selbst auch schon erlebt. Sie haben schlechte Laune, sind verärgert, fühlen sich körperlich und seelisch nicht wohl. Sie haben Kopfschmerzen, sind vollkommen verspannt. Und dann geschieht ein kleines, Wunder. Sie hören Musik aus dem Radio. Musik, die Sie mögen. Und mit auf einmal fühlen Sie sich wieder gut. Das ist die heilende Kraft der Musik. Man kann mit Musik gesundheitliche körperliche wie seelische Störungen positiv beeinflussen. Musik kann für viele Menschen zu einem Jungbrunnen werden.

Historische Beweise für die heilende Kraft der Musik

▶ Immer wenn Großfürst Konstantin am Hof von Warschau seine krankhaften Tobsuchtsanfälle bekommen hat, holte man den damals zehnjährigen Chopin. Das Wunderkind musste so lange Klavier spielen, bis sich der Großfürst wieder beruhigt hatte.

▶ Der spanische König Phillip V. litt unter Depressionen. Wenn der damals berühmte Sänger Farinelli für ihn gesungen hat, hellte sich sein Gemüt schnell auf.

▶ Napoleon Bonaparte hat in jedem Lazarett Musik angeordnet, weil die verwundeten Soldaten dadurch schneller gesund wurden.

▶ Musik und Gesundheit. Ein Thema, das immer schon ernst genommen wurde. Es ist kein Zufall, dass im Mittelalter bis ins 16. Jahrhundert an vielen Universitäten jeder Medizinstudent und angehende Arzt mindestens ein Musikinstrument beherrschen musste.

▶ Der erste, der die heilende Kraft der Musik hat untersuchen, war der große Dirigent Herbert von Karajan. Er wollte wissen, was im Gehirn des Menschen passiert, wenn er Musik hört die er mag. Er hat damit den namhaften Arzt Prof. Dr. Anton Neumayr beauftragt. Die Studie hat ergeben: Im Gehirn werden Polypeptide aktiviert und Glückshormone ausgeschüttet.

Der heutige Stellenwert der Musik in der Medizin

▶ Es gibt inzwischen den Beruf des Musiktherapeuten oder der Musiktherapeutin. Und in Krankenhäusern, in denen die Patienten mit Musik versorgt werden, können Medikamente eingespart werden. Dazu gibt es wissenschaftliche Studien.

▶ Man weiß, dass der passive Genuss von Musik die Gesundheit fördert. dass diese Wirkung aber durch aktives Musizieren noch verstärkt wird. Doch es gibt ein Problem. Vor etwa 20 Jahren hat jeder Vierte ein Musikinstrument beherrscht. Heute musiziert nur noch jeder Zehnte und die Zahl der Musizierenden geht weiter zurück. Das war der Grund, warum der weltweit bekannte Orgelstar Franz Lambert mit seiner legendären Lowrey-Orgel als Schirmherr die Aktion »Wir machen Musik! Mach mit!« ins Leben gerufen hat. Da wir seit Jahren befreundet sind, habe ich auch gern zugesagt, bei dieser Aktion Botschafter für Österreich zu sein. Wir wollen damit Menschen in jedem Alter anregen, ein Instrument zu erlernen. Ich bin überzeugt: Man kann damit die Chancen für ein längeres Leben erhöhen, bleibt geistig länger fit und vital.

In jedem Fall können Sie allein schon durchs Musikhören viele Vorteile erwarten: Entspannung, Beruhigung, Aufbau der natürlichen Abwehrkräfte. Sie tun damit etwas für die Gesundheitsvorsorge, Wellness und Fitness.

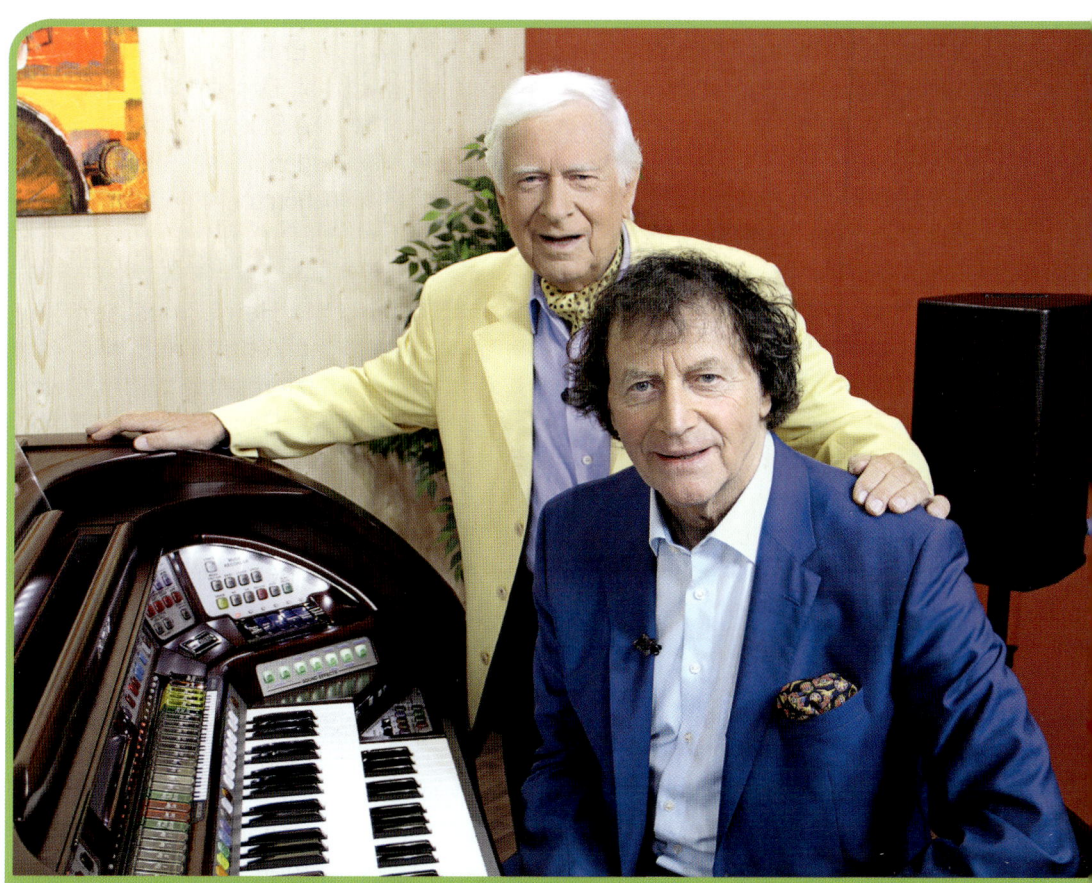

Mein lieber Freund, der weltweit bekannte Orgelstar Franz Lambert, ist mit mir einer Meinung: »Musik ist eiane faszinierende Naturarznei!«

Praktische Anregungen für die meditative Einsatzmöglichkeit

- Sorgen Sie dafür, dass Sie sich die Musik ungestört, am besten allein anhören können.
- Sie sollten dabei nichts tun, nur zuhören. Wer sich schlecht konzentrieren kann, sollte die Musik über Kopfhörer empfangen.
- Setzen Sie sich dabei ganz bequem hin, schließen Sie anfangs die Augen. Das hilft Ihnen, sich voll und ganz in die Musik hineinzudenken.
- Sie sollten die Musik nicht mit vollem, aber auch nicht mit leerem Magen genießen. Völlegefühl und Hunger beeinträchtigen die Wirkung der Musik.
- Ziehen Sie sich in einen Raum zurück, in dem kein Telefon stören kann, und das Handy bleibt natürlich ausgeschaltet.
- Tragen Sie beim Anhören der Musik bequeme, lockere Kleidung.
- Wenn die Musik endet, lassen Sie zunächst die Stille auf sich wirken. Stürzen Sie sich nicht sofort wieder in den Trubel und die Hektik des Alltags. Die Übergangsphase zu Ihrer normalen Tätigkeit sollte mindestens 15 bis 30 Minuten dauern.
- Eine wertvolle Unterstützung ist es, wenn Sie beim Anhören der Musik eine Tasse lauwarmen grünen Tee trinken.
- Sie können mit der Musik viel dazu beitragen, dass Sie wieder innere Ruhe finden, dass Sie sich von den täglichen Sorgen befreien, dass Ihre natürlichen Abwehrkräfte gestärkt werden, dass Sie neue Impulse bekommen, dass viele kleine Befindlichkeitsstörungen und Alltagsbeschwerden gelindert oder beseitigt werden.

Vergessen Sie außerdem nie: Die Musik ist eine sinnvolle Unterstützung, kann aber als Therapie nicht den Arzt ersetzen. Und denken Sie immer daran: Aktives Musizieren fördert die Lebensfreude, ist ein Jungbrunnen.

Mit Kneippgüssen fit durch den Sommer

Wer die extrem heißen sowie die kalten Tage in so manchem verrückten Sommer gut überstehen möchte, wer fit und mit jugendlichem Schwung durch die schöne Jahreszeit kommen will, der sollte sich mit einer besonderen Form der Kneipp'schen Wasseranwendungen vertraut machen. Das sind die Güsse. Pfarrer Sebastian Kneipp hat sie so charakterisiert: »Güsse sind der Königsweg der Wassertherapie. Der Guss ist bei der Gesundheitspflege die wichtigste Anwendung.«

Das Besondere am Guss: Das fließende Wasser umschließt gleichmäßig die Haut und übt dabei einen beruhigenden Einfluss aus. Durch den mechanischen Reiz des Wassers wird die Haut sanft massiert.

Güsse werden mit einem Schlauch durchgeführt, der einen Durchmesser von 1,5 bis 2 Zentimeter hat. Sie können im Badezimmer, aber auch im Freien durchgeführt werden. Man unterscheidet den Knieguss, den Schenkelguss, den Gesichtsguss, den Unterguss, Armguss und Kopfguss. Den Rückenguss sollte man nur auf Anweisung eines Arztes durchführen.

Alle Güsse beginnt man jeweils an einer Stelle am Körper, die vom Herzen am weitesten entfernt ist. Man gießt immer von unten nach oben, von außen nach innen und in Richtung zum Herzen. Die Schlauchöffnung soll dabei leicht nach unten zeigen. Der kalte Wasserstrahl soll gleichmäßig und langsam auf die Haut auftreffen und muss den Körperteil wie einen Mantel umgeben. Das Wasser sollte drucklos auf den Körper auftreffen. Die besten Zeiten für einen Guss sind der Morgen und der Vormittag.

Warum eignen sich Güsse im Sommer so sehr für mehr Fitness und Vitalität? Sie verbessern die Durchblutung und regen den Kreislauf an. Sie helfen speziell an heißen oder schwülen Sommertagen bei Erschöpfung, Konzentrationsmangel und Abgeschlagenheit.

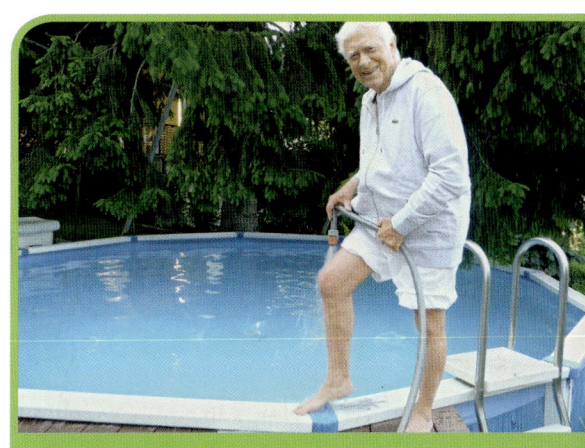

An heißen Sommertagen halte ich mich regelmäßig mit einem Knieguss im Garten fit und vital.

Wichtige Regeln für die Anwendung von Güssen

▶ Wenn Sie regelmäßig Kneippgüsse mit kaltem Wasser anwenden wollen, sollten Sie zuvor mit Ihrem Arzt darüber sprechen. Er wird Ihnen ein Programm erstellen.

▶ Beginnen Sie mit kurzen Güssen. Man sollte die Wasseranwendungen sanft und vorsichtig starten. Wenn Sie sich dabei nicht wohlfühlen: sofort damit aufhören.

▶ Beachten Sie unbedingt: Kaltes Wasser darf bei einem Guss niemals auf einen kalten oder ausgekühlten Körper laufen. Sie sollten sich daher vor einem Guss durch körperliche Bewegung erwärmen.

▶ Nach einem kalten Guss müssen Sie dafür sorgen, dass sich der Körper binnen 15 bis 20 Minuten wieder erwärmt.

▶ Ein Kneipp'scher Guss sollte morgens auf nüchternen Magen – also vor dem Frühstück –, durchgeführt werden. Oder eine Stunde nach der letzten Nahrungsaufnahme.

▶ Überfordern Sie Ihren Körper nicht. Man sollte an einem Tag am besten nur einen Guss anwenden, höchstens zwei. Dann aber sollten zwischen den zwei Anwendungen mindestens vier Stunden vergehen. Sonst werden die Reizpunkte auf der Haut zu sehr strapaziert.

▶ Güsse sollte man nicht hektisch und schnell, schnell durchführen, sondern völlig entspannt. Hast und Nervosität verhindern die Wirkung des Gusses.

▶ Im Sommer kein Problem: Nach so einem Guss soll man nämlich den betreffenden Körperteil nicht abtrocknen. Streifen Sie das Wasser mit den Händen von der Haut und bleiben Sie so lange unbekleidet, bis die feuchte Haut wirklich ganz trocken ist.

▶ Es ist sehr wichtig, dass man bei einem Guss kräftig aus- und einatmet. Der Körper muss mit neuem, lebensnotwendigem Sauerstoff versorgt werden. Viele machen dabei nämlich einen Fehler und halten beim kalten Guss den Atem an.

Sie werden es merken: Wenn Sie die Kunst des kalten Wassergusses beherrschen, werden Sie sich an heißen Sommertagen immer richtig wohlfühlen.

Jungbrunnen-Experten im Gespräch mit Prof. Bankhofer

Basen Citrate schützen uns vor Übersäuerung

Fast jeder von uns hat schon einmal Dampf abgelassen mit den Worten: »Ich bin richtig sauer!« Dazu muss man sagen: Sie sind dann auch wirklich sauer. Darum fühlen Sie sich nicht wohl. Das ist ein Problem, das von vielen nicht ernst genommen wird. Der Mensch ist basisch, aber er ernährt sich sauer und lebt in Situationen, die ihn ebenso sauer machen. Jeder von uns sollte zu etwa 70 Prozent basische Elemente in sich haben, aber nur etwa 30 saure. Tatsache aber ist: Die meisten von uns leben bis zu 70 Prozent sauer, aber nur 30 Prozent basisch.

Man spricht in diesem Zusammenhang von einer Übersäuerung. Warum gefährdet das mit der Zeit die körperliche und geistige Gesundheit? Die Basen bauen sich von selbst ab, die Säuren hingegen können nur mithilfe der Basen abgebaut werden und belasten bei einem so großen Säureüberschuss den Körper.

Für alle, die einen gesunden Basen-Säure-Haushalt anstreben, gilt folgende Faustregel: Die Basen liefern der Obst- und Gemüsehändler sowie ein Wellness-Urlaub. Die Säuren liefern der Zuckerbäcker, der Fleischermeister sowie der Stress.

Ich habe über dieses Thema lange mit Rudolf Keil diskutiert. Er ist Fachapotheker für Offizinpharmazie, für Gesundheits- und Ernährungsberatung in Grevenbroich. Er meint dazu: »Eine verschobene Basen-Säure-Balance kann sich negativ auf den Stoffwechsel auswirken. Dazu kommt noch, dass unsere Nieren ab dem 30. Lebensjahr ihre Kapazität für die Ausscheidung von Säuren um jährlich ein Prozent verringern. Das allein zeigt schon, wie enorm wichtig die Basenkraft der Nahrung ist.«

Eine Übersäuerung greift negativ in den gesamten Stoffwechsel ein: Man ist nicht mehr fit, hat weniger Muskelkraft, das Bindegewebe wird schwach, die Konzentration lässt nach. Eine Übersäuerung fördert Gicht und Rheuma, verstärkt bestehende Schmerzzustände, kann die Ursache für Kopfschmerzen und Schlafstörungen sein.

Apotheker Rudolf Keil hat eine Reihe von Überlegungen angestellt: »Wer sein Basen-Säure-Gleichgewicht in Ordnung

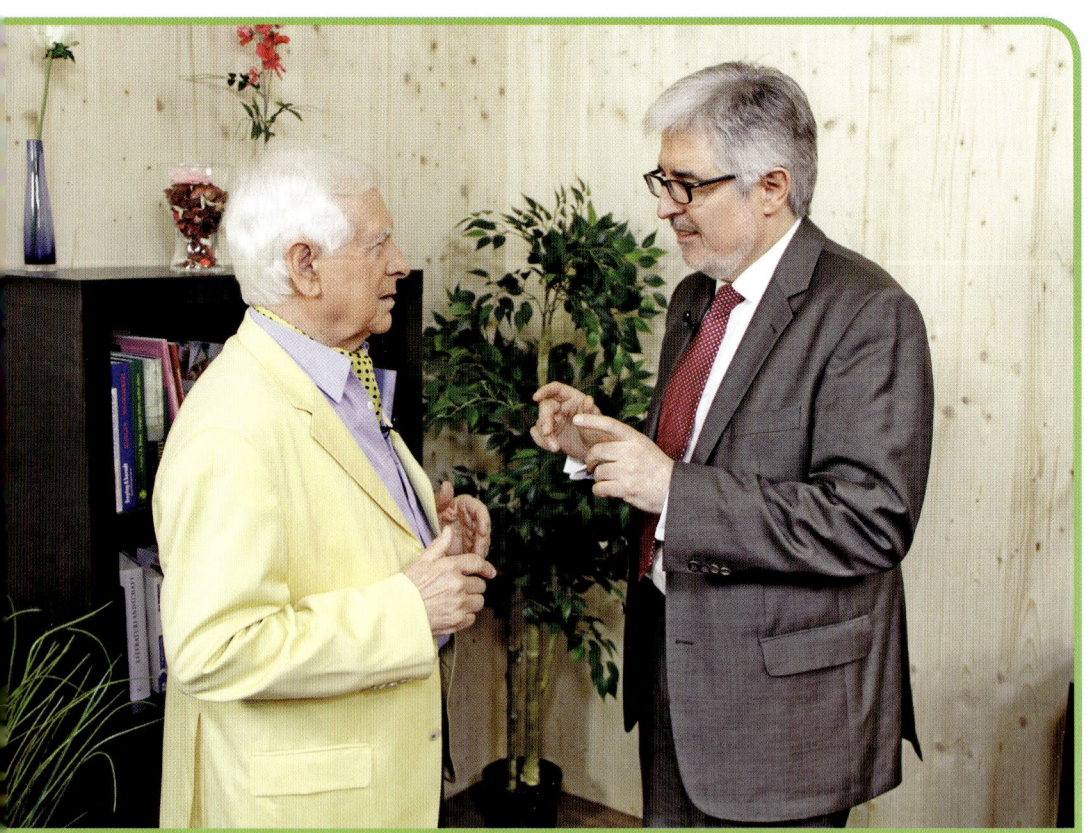

Apotheker Rudolf Keil weiß, wie gefährlich es sein kann, mit einer ständigen Übersäuerung zu leben und wie wichtig es ist, basenreiche Mikronährstoffe zuzuführen.

bringen will, hat heutzutage ein Riesenproblem. Die Mehrzahl der Menschen kann die optimalen Ernährungsregeln nicht dauerhaft durchhalten. Daher bieten sich hier Nahrungsergänzungen an. Sie schließen die Lücke, welche die moderne, säurelastige Nahrung hinterlässt. Auf der Suche nach einer optimalen Nahrungsergänzung, mit der man den Basenhaushalt sinnvoll und effektiv verstärkt, habe ich selbst etwas entwickelt: Basen Citrate Pur nach Apotheker Rudolf Keil, in der Apotheke erhältlich. In dem Pulver gibt es kein Natrium, keine Kohlenhydrate, keine Süß- und Füllstoffe. Basen Citrate Pur ist eine Kombination aus Magnesium, Kalium, Calcium, Zink und Vitamin D 3. Alles Mikronährstoffe, von denen weite Teile der Bevölkerung zu wenig zuführen. Ich habe die genannten Mineralien als organische Mineralcitrate eingesetzt, wie man sie auch in Obst und Gemüse findet. Citrate haben gegenüber den Karbonaten den Vorteil, dass sie die Magensäure kaum irritieren und erst in der Leber zu der eigentlichen Puffersubstanz – dem Hydrogenkarbonat – umgebaut werden«.

Man nimmt für einen harmonischen Basen-Säure-Haushalt am besten morgens und abends einen Messlöffel vom Basen Citrate Pur nach Rudolf Keil in mineralreichem, kohlensäurehaltigem Mineralwasser. Schon nach einigen Tagen fühlt man sich besser, hat wieder mehr Energie, fühlt sich gesünder und jünger. Die Basen Citrate schützen uns vor einer Übersäuerung.

Apotheker Keil betont: »Man kann übrigens testen, ob man übersäuert ist. Man sollte mit einem Harnstreifen zwei bis drei Tage die Säuren-Basen-Verhältnisse überprüfen. Der Apotheker gibt da gern Auskunft«.

Mehr zu diesem Thema erfahren Sie im Internet unter www.basencitrate.de

Wir alle sollten uns vor einer Übersäuerung schützen, sollten eine vorhandene Übersäuerung abbauen, so nach dem Motto: »Basen Citrate Pur gibt dir zurück, was der Alltag dir nimmt!«

Entgiften mit einem Vulkanmineral: wichtig fürs Jungbleiben

Gleich vorweg: Ich habe im Laufe der Jahre meines Lebens die Erfahrung gemacht, dass eine der wichtigsten und sinnvollsten Maßnahmen fürs Jung-, Gesund- und Vitalbleiben das regelmäßige Entgiften des Körpers ist.

Wir haben im Grunde genommen keinen Überblick über die Menge an schädlichen, gefährlichen Stoffen, die wir über die Nahrung, über Getränke, übers Wasser und aus

der Luft zu uns nehmen. Dazu gehören Zusätze von Nahrungsmitteln, Spritzmittel aus der Landwirtschaft, Autoabgase, Industrieemissionen, Strahlungseinflüsse, UV-Strahlen der Sonne und Reste von Medikamenten sowie körpereigener Stoffwechselmüll und Stress. Eine Horrorvorstellung. Die Folge dieser Giftbelastungen: Müdigkeit, Erschöpfung, Leistungsabfall, erhöhte Infektanfälligkeit, frühzeitiges Altern. Wir können das alles von uns nicht fernhalten. Die einzige Möglichkeit, die wir haben: Wir sollten den Körper unbedingt regelmäßig entgiften.

Ich habe mich viele Jahre immer wieder gefragt: was kann ich den Menschen empfehlen? Wie und womit können sie wirkungsvoll entgiften und unsere Entgiftungszentrale Leber entlasten und stärken? Eine entscheidende Antwort habe ich gefunden, als ich die Ärztin Dr. Ilse Triebnig kennengelernt habe, die im österreichischen Kärnten in Villach eine eigene Praxis hat, wo sie schulmedizinische Erfahrung mit komplimentären Therapien kombiniert. Sie gilt international als Expertin für Entgiftung, befasst sich seit über

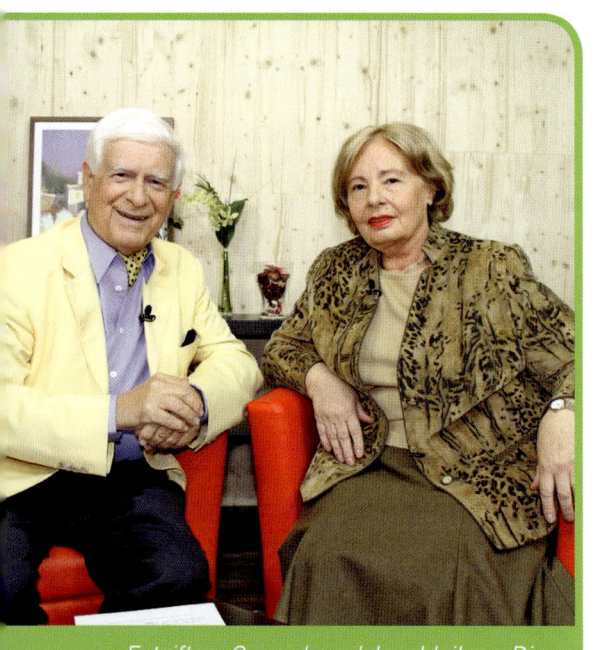

Entgiften, Gesund- und Jungbleiben: Die Ärztin Dr. Ilse Triebnig sieht da einen deutlichen Zusammenhang.

15 Jahren mit diesem wirklich außerordentlich wichtigen Thema.

Sie sagte mir klipp und klar: »Die beste Möglichkeit, den Körper von Schadstoffen zu befreien, bietet ein Naturstoff, der über ein sehr hohes Entgiftungspotential verfügt. Es ist das Vulkanmineral Zeolith-Klinoptilolith«.

Vor Jahrmillionen hat sich flüssige Magma ins Meer ergossen, hat das Wasser zum Sieden gebracht. Das Magma hat sich mit dem soligen Meerwasser verbunden. Daraus ist das Vulkangestein Zeolith-Klinoptilolith entstanden, das fein vermahlen als grau-grünes Pulver zum Entgiften medizinisch eingesetzt wird. In den unzähligen, kleinen Kanälen und anderen Hohlräumen des Vulkangesteins sind über 30 Mineralstoffe enthalten wie u. a. Magnesium, Kalium, Kalzium. Diese Mineralstoffe gibt das Gestein im Austausch gegen bestimmte Schwermetalle und Giftstoffe an den Körper ab.

Damit das Zeolith diese faszinierende Aufgabe erfüllen kann, wurde eine spezielle PMA-Technologie entwickelt: die Panaceo-Mikro-Aktivierung. Dabei wird die Zeolith-Kristallgitter-Struktur signifikant erhöht. Das macht PMA-Zeolith so sehr wirkungsvoll. Durch diese Kristallgitter-Struktur wirkt PMA-Zeolith wie ein Filter im Magen-Darmtrakt, in dem die Schadstoffe gebunden werden. Dazu gehören giftige Schwermetalle wie Blei, Arsen, Cadmium, Chrom und Nickel, aber auch Stoffwechselgifte wie Ammonium. Diese werden aus dem Körper geschleust. PMA-Zeolith kann die Neubildung von freien Radikalen um bis zu 50 Prozent reduzieren. Zeolith gelangt nicht ins Blut, wird nach 24 Stunden – mit Schadstoffen beladen –, vollständig über den Stuhl ausgeschieden. Besonders gute Erfahrungen hat Frau Dr. Triebnig mit diesem speziell aufbereiteten Panaceo-Zeolith gemacht. Dieses ist in der Apotheke sowohl als Pulver als auch in Kapselform erhältlich. Man kann Zeolith im Rahmen einer Kur nehmen oder langfristig zuführen, wenn man ständig entgiften möchte. Das kommt individuell auf die Schadstoffbelastung jedes Einzelnen an.

Dr. Ilse Triebnig hat in ihrer medizinischen Praxis ebenfalls die Erfahrung gemacht: Besonders sinnvoll ist das Entgiften mit PMA-Zeolith für Menschen mit Übersäuerung, mit einem schwachen Immunsystem, mit hoher Infektanfälligkeit, mit Erschöpfung, mit nicht alkoholischer Fettleber. Sie alle sollten sich nach einer geeigneten Entgiftungskur erkundigen. Außerdem ist auf eine gesunde Ernährung, ausreichende Bewegung und auf eine gesunde Lebensweise zu achten. Mit PMA-Zeolith erreicht man ein extrem hohes Niveau des Entgiftens. Und damit kann es ein Beitrag sein, dass Körper, Geist und Seele lange jung bleiben.

Der Bockshornkleesamen gibt die Manneskraft zurück

Wer körperlich, geistig und seelisch lange jung bleiben will, der hat zurecht ganz bestimmte Wünsche an das Leben: eine Top-Energie im Beruf sowie im Privatleben, unverminderte Leistung im Freizeitsport, gute gesundheitliche Blutdruck-, Blutfett- und Blutzuckerwerte, zufriedenstellende Liebeskraft, aber auch ein Wohlfühl-Körpergewicht. Bei derart hohen Ansprüchen fragt man sich: Kann man solche Jungbrunnen-Eigenschaften lange erhalten oder – wenn sie nicht mehr vorhanden sind –, jemals wieder erreichen?

Meine Antwort darauf: Ja, das ist möglich. Speziell für den Mann ab 50. Dank eines einfachen Heilkrautes, das Jahrhunderte lang bloß als Hausmittel weit unter seinem Wert eingesetzt wurde. Es ist der Extrakt aus dem Bockshornkleesamen.

In unserer modernen Zeit, in der man fast alles messen und analysieren kann, haben Wissenschaftler darin Wirkstoffe entdeckt, die dem Mann ab 50 seine ursprüngliche Kraft wieder verleihen können. Diese Erkenntnis verdanke ich dem interessanten und aufschlussreichen Gespräch mit einem Vitalstoffexperten und wissenschaftlichen Autor, dem Apotheker Mag. Kurt Vymazal, dessen beliebte Medizinkolumnen jede Woche Millionen Menschen lesen.

Er hat mir bestätigt: »Es ist faszinierend. Ob beim Sport oder im Alltag, in allen Lebenslagen läuft es perfekt. Man erlebt mit dem speziell aufbereiteten Extrakt aus dem Bockhornkleesamen einen Leistungsschub, geht wieder mit mehr Energie durchs Leben. Das passiert nicht urplötzlich. Da muss man dem standardisierten Extrakt aus dem Bockhornkleesamen zwei bis drei Wochen Zeit geben. Dann zeigen sich bereits erste Erfolge. Bei der Natur muss man Geduld haben. Aber dafür kann die Wirkung enorm sein.«

Was alles passiert im Körper des Mannes ab 50, wenn er die Kräfte des Bockshornkleesamen-Extraktes zu nutzen beginnt? Der jugendliche Status und die Vitalität bleiben erhalten oder werden neu aufgebaut. Bei Ermüdung wird die Regenerationsphase verkürzt durch einen raschen Energieaufbau in der Muskelzelle. Außerdem hat der Extrakt aus dem Bockshornkleesamen antioxidative Eigenschaften, die unsere Zellen vor dem Alt- und Krankwerden schützen. Aggressive Schadstoffe und Umweltmoleküle werden ausgeschaltet, unsere Leber wird ge-

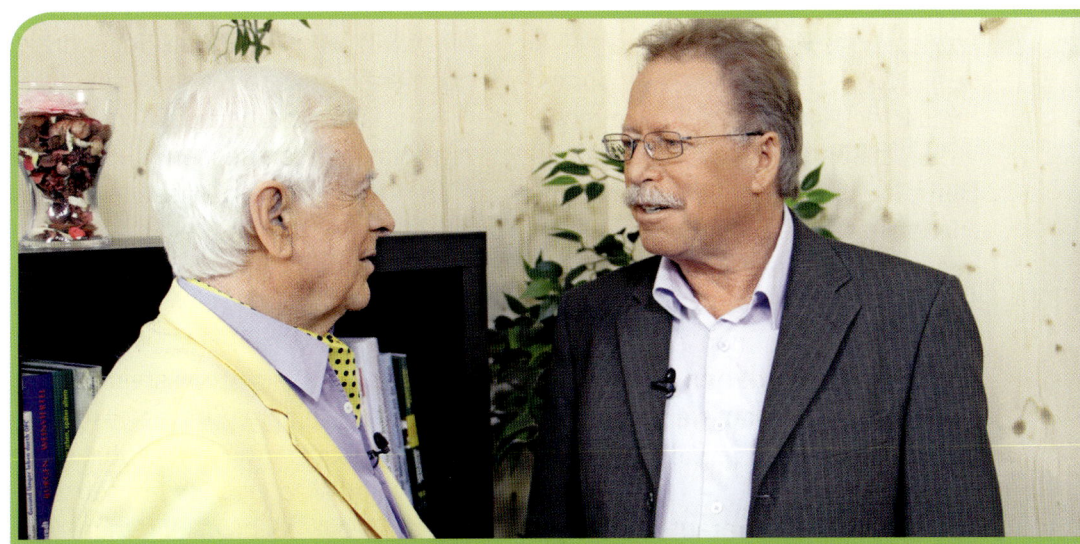

Apotheker Mag. Kurt Vymazal nennt den Extrakt aus dem Bockshornkleesamen einen klassischen Jungbrunnen.

schützt. Beim Abnehmen wird Fettmasse abgebaut, die Muskelmasse bleibt erhalten. Das wirkt sich positiv auf Cholesterin, Blutdruck und Blutzucker aus.

Nun aber kommt die eigentliche Sensation, die den Extrakt aus dem Bockshornkleesamen so wertvoll macht: Viele Männer ab 50 sind zunehmend müde und antriebslos. Das hat hormonelle Gründe. Wenn der Körper nicht mehr so kann, wie man – Mann – will, wenn die Kraft und Lust fehlen, etwas zu unternehmen, wenn es beim Sex nicht passt, sich dafür hässliche Fettpolster ansammeln, dann können das Anzeichen für einen Mangel am männlichen Hormon Testosteron sein. Zu wenig Testosteron schafft nicht nur eine Pleite in der Liebe, sondern erhöht auch das Risiko für bestimmte Krankheiten im Herz-Kreislauf-System und am Bewegungsapparat, Dazu gehören viele chronische Leiden.

Man spricht von einem Testosteron-Mangel beim Mann ab 50. Doch es gibt keinen Mangel. Vielmehr wird ein Teil des bisher aktiven Testosterons an körpereigenes Eiweiß gebunden, wird also im Eiweiß gefangen gehalten und ist somit inaktiv.

Jetzt kommt die entscheidende Erkenntnis, die in zahllosen Studien beobachtet wurde: Der speziell aufbereitete Extrakt aus dem Bockshornkleesamen vollbringt im Körper des Manne auf ganz natürliche Weise ein Wunder: Er befreit das inaktive Testosteron aus seiner »Gefangenschaft« im Eiweiß und macht es wieder aktiv. Damit wird im Körper alles, wie es früher war. Im Rahmen dieses Jungbrunneneffektes wird der Testosteronspiegel wieder angehoben. Das Immunsystem wird gestärkt. Depressive Verstimmungen verschwinden.

Diesen Extrakt aus dem Bockshornkleesamen gibt es in Kapseln als Andropeak in der Apotheke. Man nimmt jeden Tag zwei Kapseln mit reichlich Flüssigkeit, entweder morgens oder abends. Zum Jungbrunnen wird der Extrakt vor allem dann, wenn man einen vernünftigen Lebensstil anstrebt mit gesunder Ernährung, Bewegung und ausreichender Flüssigkeitszufuhr. Mehr Informationen finden Sie im Internet unter www.andropeak.com

So bleibt unser Gehirn bis ins hohe Alter jung und fit

Das kann jedem passieren: Man hat die Schlüssel verlegt. Der Vorname eines guten Bekannten will einem nicht einfallen. Oder man hat einen Termin vergessen. Das muss noch lange nicht der Beginn einer Demenzerkrankung sein. Auf unser Gehirn stürmt in unserer hektischen Zeit Vieles ein. Diese Belastungen haben einen negativen Einfluss auf die Aktivität unserer grauen Zellen. In jedem Alter. Allerdings macht es sich in reiferen Jahren besonders bemerkbar. Gedächtnis- und Konzentration lassen nach. Das wieder kann zu einer schlechten seelischen Stimmung führen, die man als Altersdepression bezeichnet. Warum das so ist und ob und was man dagegen tun kann, das hat mir in zahllosen Gesprächen Mag. Norbert Fuchs verraten. Er ist Pharmazeut, Vitalstoffexperte sowie Mitbegründer der Nährstoff Akademie in Salzburg.

Unser Gehirn hat einen großen Bedarf an drei wichtigen Faktoren: Es besteht – wie der ganze Körper – zu zwei Drittel aus Flüssigkeit. Wir müssen daher täglich mindestens ein bis eineinhalb Liter Wasser trinken. Ohne Flüssigkeitszufuhr kön- nen wir nicht denken. Unser Gehirn braucht aber auch Sauerstoff. Es hat zwei Prozent des Körpergewichts, beansprucht aber 40 Prozent des eingeatmeten Sauerstoffs für sich.

Der dritte Faktor ist die Nährstoffzufuhr für das Gehirn. Im Normalfall herrscht in den Gehirnzellen ein geregelter, harmonischer Stoffwechsel. Der kann massiv gestört sein. Unser Gehirn braucht ganz bestimmte Nährstoffe. Werden diese nicht in genügender Menge zugeführt, kommt es zu ei-

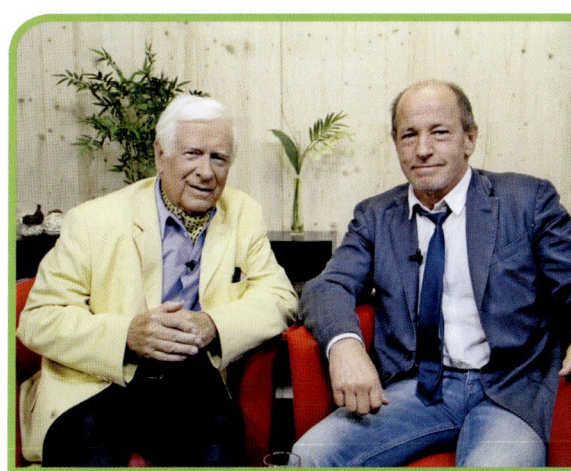

Der Vitalstoffexperte Mag. Norbert Fuchs hat mich informiert, wie man bis ins hohe Alter mit Hilfe von Nährstoffen fit im Kopf bleibt.

nem Rückgang der Denkfähigkeit. Diese mangelnde Nährstoffzufuhr entsteht oft durch falsche, einseitige Ernährung, durch Stress, seelischen Druck, Schlafmangel, durch das Alter oder durch zu viel Alkohol. Es kommt in der Folge zu einem Mangel an Energie in den Gehirnzellen.

Was sind das nun für Nährstoffe, die das Gehirn benötigt? Da greift eins ins andere. Wenn der Organismus ein Defizit an Vitamin B 2 und B 3 sowie an bestimmten Spurenelementen hat, kann nicht genügend NADH produziert werden. Das NADH spielt als Aktivitätsvitamin eine zentrale Rolle im Energiestoffwechsel des Gehirns. Wenn zu wenig Vitamin B 1 vorhanden ist, wird die Reaktionsfähigkeit langsamer. Wenn Pantothensäure fehlt, wird die Energieproduktion im Gehirn noch mehr eingeschränkt. Ein Mangel an B 6 ist schuld, dass mit einem Nachlassen der Gehirnfitness auch Stimmungsschwankungen entstehen.

Wenn man nun all diese Nährstoffe und Vitalstoffe dem Gehirn zuführt, dann kann man wieder fit im Kopf werden und bessere Laune haben. Bei dieser Kombination vieler Nährstoffe spricht man von der Impuls-Memo-Formel. Sie wurde von Fachleuten der Ernährungsmedizin entwickelt. Es ist die Kombination von hochwertigem NADH mit hoch dosierten B-Vitaminen, dazu mit Magnesium, Zink, Mangan, Kupfer, Chrom, Selen und Molybdän. All diese Nährstoffe der Impuls-Memo-Formel gibt es in Kapselform aus der Apotheke. Eine Kapsel täglich genügt. Am besten nimmt man sie morgens auf nüchternen Magen mit Wasser ein und sollte erst nach 30 Minuten frühstücken, weil das sehr sensible NADH sonst nicht mit voller Kraft zur Verfügung steht. Es ist nämlich ein sehr labiler Stoff. Man kann kurzfristig immer wieder in Abständen eine Impuls-Memo-Kur machen oder kann die Nährstoffkombination ständig nehmen. Am besten spricht man mit dem Arzt oder Apotheker.

Darum ist diese Kombination ein Jungbrunnen: Die Energiezufuhr zum Gehirn verbessert kurzfristig das Gedächtnis und das Konzentrationsvermögen. Das Reaktionsvermögen ist rasch wieder da.

Gleichzeitig wird eine Langzeitvitalität fürs Gehirn aufgebaut. Die sogenannte Altersdepression, die oft bei alleinstehenden Menschen auftritt, vergeht wieder. Außerdem gibt es unter Wissenschaftlern Vermutungen, dass man mit einer konsequenten Nährstoffzufuhr fürs Gehirn und mit einem praktischen Gehirntraining der gefürchteten Demenz bis zu einem gewissen Grad entgegenwirken kann.

Mit gesunden Gelenken bleibt man lange jung, fit und vital

Wer im Laufe des Lebens ein jugendliches Aussehen bewahren und fit sein will, der muss beweglich bleiben. Das bedeutet, dass die gesunden Gelenke so lange wie möglich gesund bleiben müssen, denn sie sind für unsere Beweglichkeit verantwortlich. Doch da gibt es ein Problem: Rund jeder Fünfte in unserer Gesellschaft leidet unter abgenützten Gelenken. Zu diesem Gelenkverschleiß kommt es durch Übergewicht, falsche Ernährung, Bewegungsmangel, genetische Veranlagung, Fehlhaltung, körperliche Überbelastung durch Sport und Beruf. Nicht vergessen werden darf der altersbedingte natürliche Abnützungsprozess, durch den nach und nach die knochenschützende Knorpelschicht verloren geht.

Die Folge: Bei der Beschädigung des Knorpelgewebes reiben Knochen auf Knochen. Dadurch kommt es zu Muskelverspannungen und später zu Schmerzen. Fazit: Gesunde Knorpel sind die Schlüssel zu einem gesunden Gelenk. Am meisten betroffen sind die Gelenke im Knie, in der Hüfte, in Händen, Füßen und im Bereich der Bandscheiben im Rückenbereich.

Vor all diesen Problemen kann man sich vorbeugend schützen, kann aber auch bei bereits vorhandenen Verschleißerscheinungen wirkungsvoll eingreifen. Der österreichische Arzt und Wissen-

schaftler Dr. Friedrich Böhm über-
legte ganz logisch: »Wenn wir dem
Gelenk die notwendigen Nährstoffe
für gesunde Knorpelbildung geben,
dann bleibt oder wird es gesund,
jung und elastisch.«

Aufbauend auf dieser Philosophie hat das Forscherteam von
Dr. Böhm eine spezielle Formel
entwickelt. Der Pharmazeut, Wissenschaftler und Experte für
pflanzliche Arzneimittel, Dr. Albert Kompek, hat mir diese

Gelenkformel für mehr Beweglichkeit näher erklärt:

▶ Da sind die beiden wichtigen Ge-
lenkaufbaustoffe Glucosamin und
Chondroitin. Glucosamin ist ein
wichtiger Baustein des Gelenk-
knorpels und Bestandteil der Gelenkflüssigkeit. Es ist wichtig für
den Erhalt der Gleit- und Dämp-
fungsschichten im Gelenk. Chondroitin sorgt für die Stoßdämpfung
und reibungslose Bewegung des
Gelenks, schützt den Knorpel vor
dem Austrocknen, hält das Gelenk
elastisch.

▶ Zur Gelenkformel gehört auch ein
spezieller Collagenkomplex mit
Hyaluronsäure. Collagen wirkt wie
eine Kittsubstanz, hält den Knorpel elastisch zusammen, verleiht
ihm zusätzliche Festigkeit. Hyaluronsäure sorgt für die richtige Kon-
sistenz der Gelenkflüssigkeit, sodass das Gelenk »wie geschmiert«
läuft.

▶ Wichtig ist auch MSM – Methyl-
sulfonylmethan – ein Lieferant für
biologisch aktiven Schwefel. Gesunde Gelenke sind auf eine regelmäßige Versorgung mit Schwefel
angewiesen.

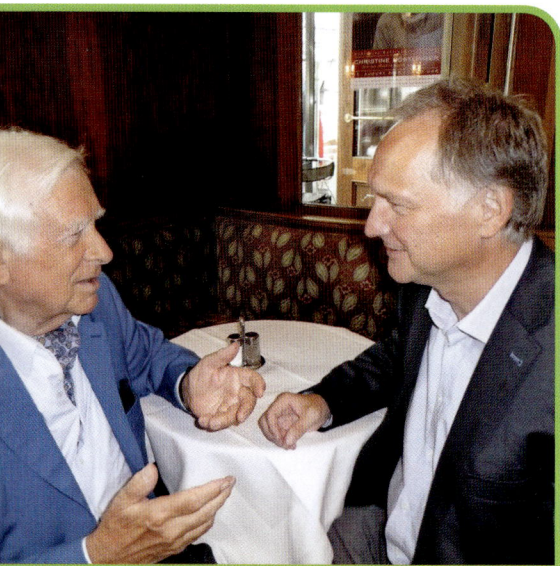

*Mag. Dr. Albert Kompek, Pharmazeut und
Experte für pflanzliche Arzneimittel,
hat große Erfahrung auf dem Gebiet von
Gelenk- und Rückenschmerzen, welche die
Lebensqualität enorm einschränken können.*

▶ Die Vitamine E und D sowie Selen und Mangan ergänzen die Wirkung der anderen Gelenknährstoffe.

Diesen Gelenkkomplex von Dr. Böhm gibt es als Tabletten in der Apotheke, damit man die Gelenke optimal versorgen kann, für einen guten Knorpelstoffwechsel.

Bei meinem ausführlichen Gespräch mit Dr. Albert Kompek habe ich die Gelegenheit genutzt und ihn wegen eines weiteren großen Problems unserer Gesellschaft befragt: Rückenschmerzen. Dazu meinte der Experte für Naturarzneien: »Da gibt es ein wirklich wirkungsvolles pflanzliches Schmerzmittel, die Teufelskralle.«

Die Teufelskralle ist eine Pflanze, die hauptsächlich in den Sandfeldern südafrikanischer Wüsten vorkommt. Die wertvollen Inhaltstoffe – allen voran das Harpagosid –, finden sich in den Knollen der Seitenwurzeln. In der Ethnomedizin Südafrikas wurde die Teufelskralle immer schon zur Linderung von Schmerzen und Entzündungen eingesetzt. In Europa hat man sie Mitte des vorigen Jahrhunderts angewendet. Als Tee. Das brachte vielen Rückenschmerz-Leidenden leider wenig Erfolg.

Dr. Albert Kompek hat mich mit Details versorgt: »Der Tee hat bitter geschmeckt und es war auch keine genaue Dosierung möglich. Dann ist es Wissenschaftlern gelungen, mit einem speziellen Verfahren einen hoch dosierten Extrakt zu gewinnen, den man nun in hoher und immer gleicher Wirkstoffmenge einnehmen kann«.

Die Teufelskralle gibt es jetzt als Tabletten in der Apotheke, ist gut verträglich und auch für einen längerfristigen Einsatz geeignet. Wichtig: Die Wirkung der Teufelskralle ist unter anderem wissenschaftlich belegt bei Nacken- und Rückenschmerzen sowie bei rheumatischen Beschwerden. Es gibt zufriedene Patienten, die den Spruch erfunden haben: »Zum Teufel mit den Rückenschmerzen dank der Teufelskralle!«

Mit Heidelbeeren die Sehkraft schützen, aufbauen, stärken

Es ist noch gar nicht lange her, da ist die wilde Heidelbeere (auch Blaubeere) von der Medizin als wertvolle Naturarznei für die Augen entdeckt worden. Man hat die erstaunliche Wirkung durch einen Zufall im Zweiten Weltkrieg entdeckt. In jener Zeit stellten britische Militärpiloten fest, dass sie nach dem Genuss von reichlich Heidelbeermarmelade ihren nächtlichen Erkundungsflügen sehr viel besser sehen konnten. In den 60er-Jahren haben dann Wissenschaftler in der Heidelbeere das Anthocyan entdeckt, den Hauptwirkstoff der blauen Farbe in der Heidelbeere.

Es wurden Tests und Studien mit französischen Piloten durchgeführt. Die Ergebnisse waren sensationell. Sie bewiesen: Das Anthocyan in der Heidelbeere stärkt die Sehkraft und hilft den Augen, gesund zu bleiben.

Die interessanteste und überzeugendste Studie dazu wurde von Dr. Hans Brandl, Leiter der Abteilung Augenheilkunde am Flugmedizinischen Institut der deutschen Luftwaffe, in Fürstenfeldbruck durchgeführt. Das Ergebnis: Wer regelmäßig Anthocyan aus der Heidelbeere zu sich nimmt, kann bei Dunkelheit besser sehen, kann vor der Nachtblindheit geschützt werden und hat damit bei Autofahrten in der dunklen Jahreszeit eine bessere Lebensqualität sowie mehr Sicherheit am Steuer. Die Probanden der Studie wurden nach der Therapie auch nicht mehr so stark von Scheinwerfern entgegenkommender Autos geblendet. Die Wirkung der Heidelbeere ist aber auch für alle wichtig, die täglich viele Stunden am Computer, iPad und iPhone beschäftigt sind und viel Zeit vor dem Fernsehgerät verbringen.

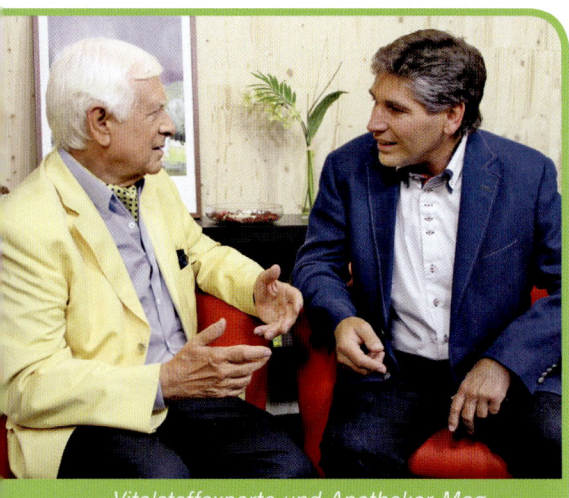

Vitalstoffexperte und Apotheker Mag. Andreas Hoyer ist überzeugt: »Hochwertige Mikronährstoffe können unsere Augen jung erhalten«.

Doch die Heidelbeere ist nicht die einzige Naturkraft, die unsere Sehkraft stärkt und schützt.

► Das Spurenelement Zink kann uns massiv helfen, die Sehkraft lange zu bewahren. Und es schützt uns vor einer Reihe von Augenerkrankungen. Das hat eine Laborstudie an der Medical School Dartmouth in den USA ergeben. Das sogenannte Sehpurpur Rhodopsin, das im Auge für das Farbsehen wichtig ist, kann nur mit Hilfe von Zink produziert werden und nur bei einem bestimmten Zinklevel arbeiten. Tägliche Zinkgaben können das Sehvermögen im Allgemeinen deutlich verbessern.

► Drei Mikronährstoffe sind für unsere Sehkraft zudem von großer Bedeutung: das Beta Carotin sowie die beiden Carotinoide Lutein und Zeaxanthin. Sie können vom Körper nicht selbst gebildet und müssen daher täglich über die Nahrung zugeführt werden. Da bei den meisten älteren Menschen die Sehkraft nachzulassen beginnt, sollte man rechtzeitig vorbeugen und reichlich frisches Obst und Gemüse essen. Vorrangig Obst und Gemüse in leuchtenden Farben wie Tomaten, Paprika, Mais, Orangen, Melonen, aber auch grünes Gemüse. Wer das nicht schafft, sollte die Möglichkeit einer hochwertigen Nahrungsergänzung ins Auge fassen. Das ist im vorgerückten Alter besonders wichtig, weil dann die Aufnahme von Lutein und Zeaxantin nicht mehr so optimal funktioniert. Die beiden Nährstoffe schützen unsere Augen vor hoch aggressiven Umweltschadstoffen und damit vor einer Reihe von Krankheiten und vor Verschleiß.

► Schließlich gibt es noch einen weiteren wichtigen Aufbau- und Schutzstoff für die Sehkraft: den Roten Traubenkernextrakt mit seinen wertvollen OPC-Stoffen. Diese OPC-Stoffe gehören zu den wirkungsvollsten Anti-Aging-Substanzen für die Augen. Ein Beispiel: Die Auswirkung permanenter Augenbelastung durch stundenlange Computerarbeit kann in 60 Tagen reduziert werden.

All diese Schutzfaktoren fürs Auge haben den internationalen

Vitalstoffexperten Dr. Michael Rosenbaum und sein Wissenschaftlerteam inspiriert, ein Sehkraftpaket zu schaffen: eine Kombination aus Heidelbeerextrakt, Beta Carotin, Lutein, Zeaxanthin, Zink und rotem Traubenkernextrakt. Täglich zwei Kapseln zu einer Mahlzeit mit reichlich Flüssigkeit eingenommen sind ein Superservice für die Sehkraft. Mehr erfahren Sie von Dr. Rosenbaum gebührenfrei unter der Nummer 0800-1004 201.

Im Zuge der Vorbereitung für eine Fernsehsendung habe ich mit dem österreichischen Vitalstofffachmann und Apotheker Mag. Andreas Hoyer über das Thema gesprochen und ihn gefragt: »Ist diese Nährstoff- Kombination interessant?« Seine spontane Antwort: »Diese Kombination ist nicht nur interessant. Sie ist genial, weil sie die Möglichkeit bietet, dass wir unsere Sehkraft möglichst lang jung erhalten können!«

Die wunderbaren Naturkräfte der Grapefruitkerne

»Doktor Zufall« hat schon oft in der Geschichte der Medizin mitgeholfen, neue Naturkräfte für unsere Gesundheit zu entdecken. Dazu gibt es einen klassischen Fall. Der Mediziner Dr. Jacob Harich hat im Jahr 1960 in Florida eine interessante Entdeckung gemacht. Er hat mit Leidenschaft Grapefruits gegessen und die Schalen sowie die Kerne im Garten auf seinem Komposthaufen entsorgt. Dabei fiel ihm nach einiger Zeit auf: Die bitteren weichen Grapefruitkerne verrotteten extrem langsam bis gar nicht. Dieses erstaunliche Phänomen wollte er näher untersuchen. Das wollte er näher untersuchen, analysierte die Kerne und fand heraus, dass sie Wirkstoffe enthalten, die Viren, Bakterien und Pilze bekämpfen. Damit hatte der Wissenschaftler eine neue Naturkraft entdeckt, die man wunderbar fürs Gesundbleiben und Gesundwerden der Menschen einsetzen kann. Es ist der Grapefruitkernextrakt.

Um Näheres zu erfahren, wandte ich mich an Dr. Harald Fischer. Er ist Magister der Pharmazie und internationaler Experte für natürliche Wirkstoffe, befasst sich seit Jahren intensiv mit dem Extrakt aus den Grapefruitkernen. Er kennt die Wirkstoffe in den Kernen, die der amerikanische Wissenschaftler und Arzt entdeckt hat, ganz genau: »Für den starken Schutzmechanismus der Grapefruitkerne ist der hohe Gehalt an Vitamin C ebenso entscheidend wie sekundäre gelbe Pflanzenstoffe: Bioflavonoide, phenole und polyphenole Bitterstoffe. Der Extrakt aus den Kernen greift die Zellwände schädlicher Mikroorganismen an und hungert sie aus. Inzwischen konnte in Labortests die Wirkung des Grapefruitkernextraktes an mehr als 800 Bakterien- und Virenstämmen sowie bei etwa 100 Pilzarten nachgewiesen werden«.

Allerdings: Der Grapefruitkernextrakt, der diese Wirkungen zeigt, muss bestimmte Voraussetzungen erfüllen, er muss absolute Reinheit aufweisen. Das heißt: keine künstlich zugesetzten Konservierungsmittel, keine Pestizidrückstände, kein Alkohol, laufende Kontrollen von der Obstplantage bis zum Endprodukt, zertifizierte Bio-Qualität, bewährte Tradition. Das macht den CitroBiotic-Grapefruitkernextrakt so interessant, weil er obendrein unter Einhaltung strengster pharmazeutischer und hygienischer Anforderungen in Deutschland hergestellt wird.

Wie kann man nun den CitroBiotic-Grapefruitkernextrakt aus der Apotheke bei gesundheitlichen Problemen einsetzen? Dazu meint Dr. Harald Fischer: »Man kann den Extrakt sowohl innerlich als auch

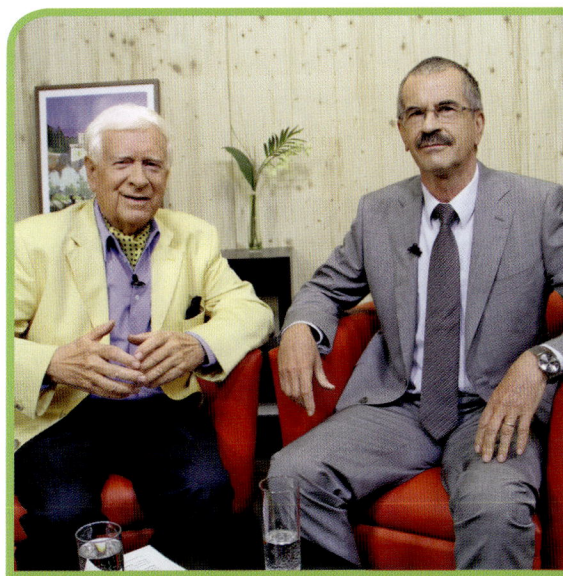

Dr. Harald Fischer, Magister der Pharmazie und internationaler Experte für natürliche Wirkstoffe, beschäftigt sich seit vielen Jahren mit den vielfachen Anwendungen des Grapefruitkernextraktes.

äußerlich einsetzen. Dafür gibt es zwei Formen dieser Nahrungsergänzung. Die Tropfenform. Man verrührt drei Mal täglich 15 Tropfen in Wasser. Weiterhin gibt es die Tablettenform. Davon nimmt man drei Tabletten täglich.

Hier ein paar Beispiele für die für die innere Anwendung: Der Citro-Biotic-Grapefruitkernextrakt schafft Ordnung bei einer Infektion im Magen- und Darmtrakt, die durch schädliche Bakterien ausgelöst wurde, wie zum Beispiel durch den Helicobacter pylori. Der Extrakt bietet auf Reisen auch Schutz vor dem Reisedurchfall. Ebenso hilft er zur Vorbeugung von Erkältungen. Dafür gibt man fünf Tropfen in ein Glas Wasser, gurgelt damit und spült Mund und Nase aus.

Hier sind klassische äußerliche Anwendungen, mit denen man gegen gesundheitliche Probleme vorgeht:

▶ Wenn die ersten Anzeichen für eine Fieberblase auftauchen: sofort den flüssigen Extrakt unverdünnt auftragen und trocknen lassen.

▶ Unmittelbar nach einem Insektenstich, vor allem bei Rötungen und Schwellungen, gibt man unverdünnt nur einen Tropfen oder 1:10 mit Wasser verdünnt auf die Stichstelle, lässt den Extrakt einziehen und eintrocknen.

▶ Bei Nagelpilz zwei Mal täglich nur einen Tropfen pur aufs Nagelbett auftragen. Oder die Nägel mehrmals am Tag in eine Lösung aus warmem Wasser mit 10 bis 15 Tropfen tauchen. Ähnlich verfährt man bei Fußpilz sowie bei einem Pilzbefall im Intimbereich.

Dazu spricht Dr. Harald Fischer eine Warnung aus: »Niemals den Extrakt unverdünnt auf die Schleimhäute auftragen, sondern immer mit Wasser verdünnt nutzen. Außerdem sollte man wissen: Wer eine Citrusallergie hat, sollte den Extrakt vorerst in kleinster Dosierung testen.«

Das faszinierende am Grapefruitkernextrakt ist, dass man sich vorbeugend vor Viren, Bakterien und Pilzen schützen und zur Unterstützung der ärztlichen Therapie nutzen kann. Der Extrakt kann jedoch nicht den Arzt mit seiner Diagnose ersetzen. Doch allgemein bewertet kann man sagen: Der Extrakt aus Grapefruitkernen ist auf breiter Basis eine gute Hilfe aus der Natur und im Grunde genommen die kleinste und praktische Reiseapotheke.

Die Darmflora ist das Zentrum der Gesundheit

Ganz ehrlich: Wenn wir das Wort Bakterien hören, dann denken wir im ersten Augenblick spontan an etwas Böses, Negatives. Und wir vergessen dabei, dass sich in unserem Darm 500 bis 600 Stämme zu je Millliarden von positiven, guten Bakterien befinden, denen wir unser Leben verdanken. Sie schützen uns vor den eindringenden krankmachenden Bakterien, bereiten unsere Nahrung auf, produzieren Vitamine und bauen zu 70 Prozent unsere Immunkraft auf. Deshalb kann man mit Recht sagen: Unsere Darmflora – die Welt der positiven Bakterien –, ist das Zentrum unserer Gesundheit. Diese gute und schützende Bakterienmasse wiegt etwa zwei bis zweieinhalb Kilo.

Wie sehr wir die Verpflichtung haben, diese Darmflora zu stärken und zu unterstützen, ist mir besonders klar geworden, als ich eine faszinierende Frau kennengelernt habe, die sich seit vielen Jahren mit diesem Thema beschäftigt: Ute Keil, pharmazeutisch technische Assistentin und Schulungsreferentin für Apothekenpersonal. Sie berichtete mir in unserem Gespräch: »Vor etwa 30 Jahren ist ein Familienmitglied an einer besonders aggressiven Form der Colitis Ulcerosa erkrankt. Von da an hat mich der Gedanke nicht mehr losgelassen, was wir außer den bekannten Ernährungsempfehlungen für unsere Darmflora tun können. Wie wir uns vorbeugend vor Entzündungen, Allergien, Pilzinfektionen, Lebensmittelunverträglichkeiten und anderen Erkrankungen des Darms schützen können. Selbst das Risiko für Darmkrebs kann durch die Darmflora beeinflusst werden. Neueste Erkenntnisse zeigen, dass die Entwicklung von Übergewicht stark vom Zustand der Darmflora abhängt. Die Frage ist nun: Was können wir selbst tun, damit in unserem Darm die guten, positiven Bakterien in einer optimalen Darmflora die Oberhand haben?«

Aus diesen Überlegungen heraus hat Ute Keil ein Produkt entwickelt, das sich seit vielen Jahren in der Apotheke sehr bewährt hat: die UK Darmflora 10 Mega Kapseln. Man muss sich das in der Praxis so vorstellen: Mit UK Darmflora liefert man der Darmflora hoch potente Bakterienstämme, die von den körpereigenen Bakterien als Freunde aufgenommen werden. Es handelt sich dabei um

Lactobacillen und Bifidobakterien, Leitkeime, die für das Wohlgefühl des Menschen zuständig sind. Die Darmflora entscheidet, wie wir uns fühlen. Der Lactobacillus rhamnosus hat hier eine Sonderstellung. Mit dem im UK Darmflora enthaltenem Stamm sind fast 800 Studien durchgeführt worden.

Ute Keil ist mit Recht stolz auf ihre Entwicklung. Sie sagt dazu: »Wenn mich jemand fragt, ob er im Rahmen einer Kur etwas Besonderes für seine Gesundheit tun kann, dann gehört zu meinem Grundrepertoire die Empfehlung: Unterstützen Sie die Darmflora.

Ute Keil, pharmazeutisch technische Assistentin und Schulungsreferentin für Apothekenpersonal, ist überzeugt, dass eine Stärkung der Darmflora die Lebensqualität entscheidend verbessern kann.

Führen Sie einen Darmflora-Service durch!«

Die Zufuhr von positiven, guten, helfenden Darmbakterien ist auch für einen gesunden Menschen sinnvoll. Die Darmflora wird gestärkt, erhält neue Vitalität und kann auf diese Weise vor einer Reihe von Krankheiten schützen. Man kann das allgemeine Wohlgefühl unterstützen. Und man kann auf einer Reise in ein exotisches Land dem gefürchteten Reisedurchfall vorbeugen oder ihn minimieren. Dazu betont Ute Keil: »Eine optimal aufgestellte Darmflora entlastet übrigens auch die Leber, die dann verstärkt ihrer Entgiftungsarbeit nachgehen kann.«

Man kann mit der Zufuhr von UK-Darmbakterien aber auch eine Reihe von gesundheitlichen Störungen positiv beeinflussen: entzündliche Darm- Erkrankungen, Übergewicht, Erkrankungen, die an die Aufnahme von Antibiotika gebunden sind, Durchfall, Burn-out-Syndrom, Störungen in der Darmflora durch zu viel Konsum von Zucker.

Ute Keil nennt dazu noch ein aktuelles Thema: »Wenn es um die Darmgesundheit geht, darf man die Schleimhaut nicht vergessen, die den Darm auskleidet. Sie erneuert sich alle sieben Tage komplett. Eine Fehlflora führt zu einer eingeschränkten Energieversorgung der Darmschleimhaut. Damit steigt die Anfälligkeit vor entzündlichen Erkrankungen«.

Ute Keils Basisempfehlung für eine optimale Darmflora, um sie zu stärken und zu unterstützen: Morgens und abends jeweils eine bis zwei Kapseln UK Darmflora mit oder nach der Mahlzeit mit Flüssigkeit einnehmen.

Die größte Belohnung für Ute Keil ist es, wenn sie nach einer Darmflora-Kur die Sätze hört: »Ich bin jetzt viel besser drauf«. Oder »Ich fühl mich wieder richtig wohl.«

Brottrunk: der Vitalstoffcocktail aus dem Vollkornbrot

Den Original Brottrunk der deutschen Bäckerfamilie Kanne gibt es seit über 30 Jahren. Nach dem unerwarteten Tod des Erfinders Wilhelm Kanne im Jahr 2011 setzen seine Frau Christel und sein Sohn Wilhelm Karl sein Werk fort. Der Kanne Brottrunk wird in der ganzen Welt getrunken. Ganz besonders geschätzt wird er in den asiatischen Ländern. Hierzulande stehen die unverkennbaren Brottrunk-Flaschen in den Regalen von Reformhäusern, Apotheken, Bäckereien und vielen Drogeriemärkten. Aber nach wie vor wissen viele Menschen viel zu wenig über dieses faszinierende Getränk, das meine Frau und ich seit Jahrzehnten regelmäßig und täglich konsumieren.

In einem ausführlichen Gespräch schildert mir Bäckermeister Wilhelm Karl Kanne, wie der Kanne Brottrunk entsteht: Biologisches Getreide – Weizen, Roggen und Hafer –, werden geerntet und vermahlen. Aus dem Mehl wird Brot gebacken, ganz ohne Gewürze. Das Brot wird in Stücke geschnitten und in Spezialtanks monatelang unter strengsten hygienischen Bedingungen einem speziellen Gärvorgang ausgesetzt. Dabei entsteht ein nicht alkoholisches säuerliches Getränk, das durch das Getreideferment am Boden der Flasche naturtrüb wird.

Das Wasser für den Brottrunk kommt übrigens aus einer familieneigenen, streng kontrollierten Quelle.

Dieser Brottrunk der Bäckerfamilie Kanne verdient durchaus das Prädikat »Jungbrunnen«. Das Getränk ist nicht pasteurisiert und enthält daher lebende Milchsäurebakterien, die in der gesunden Ernährung eine große Bedeutung haben. Sie entstehen bei dem speziellen Fermentierungsprozess bei der Aufbereitung des Brottrunks. Es handelt sich dabei um eine besondere Gruppe von Milchsäurebakterien, die oft auch als »Brotsäurebakterien« bezeichnet werden. Sie zeichnen sich vor allem durch eine wohltuende Wirkung auf die Mikrobiologie und die Funktionalität des Magen-Darmtraktes aus. Wie wichtig eine harmonische Zusammensetzung der Magen-Darmflora ist, beweist die Tatsache, dass 70 bis 80 Prozent der Immunkraft des Menschen in der Darmwand aufgebaut werden.

Vitamine, Mineralstoffe, Spurenelemente und Aminosäuren aus dem Brottrunk können vom Körper des Menschen besonders gut aufgenom-

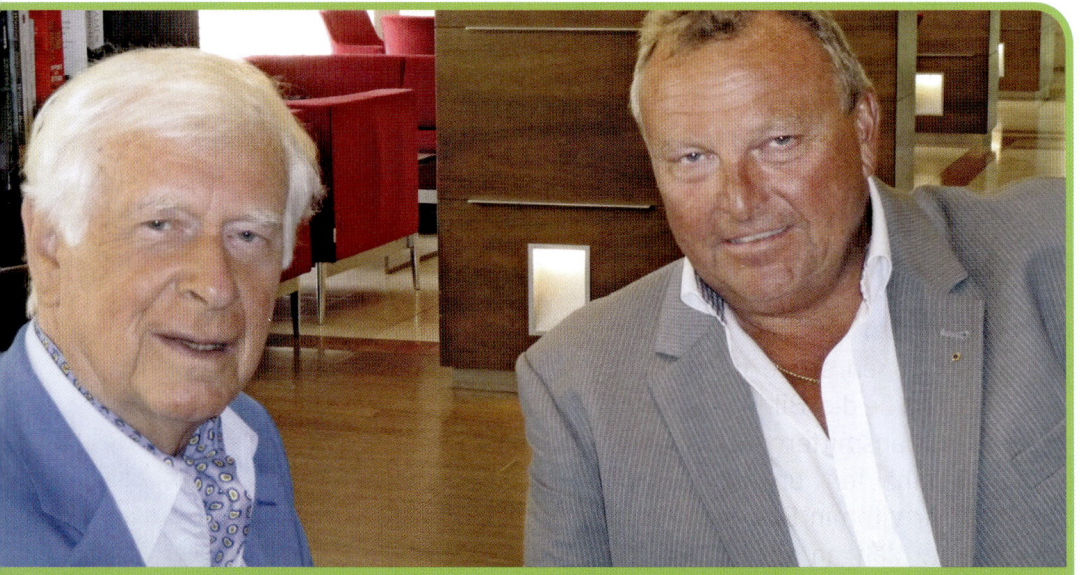

Wilhelm Karl Kanne schwärmt: »Der Brottrunk bietet viele Vorteile zur Unterstützung eines gesunden Lebensstils«.

men werden, weil sie durch den speziellen Fermentationsprozess hoch aufgeschlossen sind und daher die Darmschleimhaut optimal passieren.

Und das sind die Vitamine, die wir mit dem Kanne Brottrunk aufnehmen: In erster Linie das Vitamin B 12 aus dem hochwertigen Biogetreide. Es ist für eine normale Funktion des Immunsystems wichtig, aber auch für den Energiestoffwechsel sowie die Bildung der roten Blutkörperchen. Aufkommende Müdigkeit wird verringert. Wer drei Mal täglich 100 Milliliter Kanne Brottrunk konsumiert, kann den Tagesbedarf eines Erwachsenen decken.

Vitamin D ist für die Erhaltung von Knochen und Zähnen wichtig. Es spielt aber auch für Muskeln, gute Laune und Immunsystem eine wichtige Rolle. Der Brottrunk versorgt uns aber auch mit Pantothensäure, auch als Vitamin B 5 bekannt, wichtig für den Stoffwechsel von Steroid-Hormonen sowie für das Vitamin D und für die Bildung von einigen Neurotransmittern. Zum Erhalt von Schleimhäuten und der Haut brauchen wir Vitamin B 3, auch Niacin genannt. Mangan schützt unsere Zellen vor oxidativen Stress, spielt im Energiestoffwechsel eine wichtige Rolle. Die Folsäure ist wichtig für Schwangere und für einen funktionierenden Homocysteinspiegel.

Mit einem gewissen berechtigten stolzen Lächeln sagt Wilhelm Karl Kanne: »Und all diese wertvollen Vitalstoffe liefert auf natürliche Weise unser Brottrunk!«.

Dann aber gibt er noch einen wichtigen Hinweis: »Der Körper benötigt für die Bildung von Zellen und Enzymen Eiweiße, die sich aus den Aminosäuren zusammensetzen. Im Kanne Brottrunk ist eine Vielzahl von essenziellen Aminosäuren vertreten, die durch die Gärprozesse für den Körper bestens verfügbar gemacht werden«.

Zum Abschluss des Gespräches fragt mich Wilhelm Karl Kanne, wie ich die Vorteile des Brottrunks nutze. Da oute ich mich gern, weil's mir gut tut: Ich trinke einmal am Tag ein Glas Brottrunk mit Wasser im Verhältnis 50:50. Und jedes Mal, wenn ich ein Glas Wasser trinke, gebe ich einen Schuss Brottrunk dazu. Eine Gaumenfreude bei Durst ist und bleibt für mich diese Mischung: ein Drittel Brottrunk, ein Drittel naturtrüber Apfelsaft sowie ein Drittel Wasser.

Vita

Professor Bankhofer ist im deutschsprachigen Raum und in anderen europäischen Ländern einer der führenden Medizinpublizisten für die Themen Prävention, Naturarzneien, Hausmittel und gesunde Ernährung. Millionen kennen ihn durch Fernsehen, Hörfunk, Seminare, Zeitungskolumnen und Ratgeber, die zu Bestsellern wurden. Er folgte vor einigen Jahren den Einladungen an die Harvard- und an die Tufts-Universität in Boston, USA, aber auch an die Universität von North Carolina. Er war acht Jahre lang Lehrbeauftragter an der Universität Leipzig und arbeitet seit über 20 Jahren mit dem Institut für Sozialmedizin an der Universität Wien zusammen. Er war einige Jahre Lehrbeauftragter an der Österreichischen Gesundheitsakademie.

1991 erhielt er über Vorschlag der Universität Wien vom Wissenschaftsministerium für seine populärwissenschaftliche Arbeit den Berufstitel »Professor«.

2008 wurde er in Deutschland zum »Medizinguru des Jahres« gewählt. Kurz darauf wurde ihm der Deutsche Preis für Gesundheitsaufklärung verliehen.

Seit 2009 ist er der Leiter des Bankhofer-Zentrums an der internationalen Akademie für medizinische Kommunikation in Bad Füssing.

Seine Bücher werden nicht nur in Deutschland, Österreich und der Schweiz gelesen, sondern auch in Finnland, Frankreich, Russland, Polen, Tschechien, Slowakei, Holland, Ungarn, Littauen und neuerdings auch in China. Bankhofer wird immer wieder vom deutschen Fernsehen zu Talkshows und Diskussionen eingeladen. Für den deutschen Sender Bibel TV produzierte er 26 Folgen der Naturheilserie »Alte Hausmittel − moderne Naturarzneien« und für den deutschen TV-Sender DAF (Deutsches Anlegerfernsehen) versorgte er in 25 Folgen »Bankhofer: fit & vital« die gestressten Börsenfans und Aktionäre mit Ernährungs- und Bewegungstipps.

In Österreich moderiert er seit vielen Jahren sein Gesundheits- und Wellness-Magazin »Einfach Bankhofer« beim heimischen Privatfernsehsender SCHAU TV über Satellit. Die Sendung ist aber auch im Internet als WEB-TV zu sehen. Unter www.einfachbankhofer.at

Regelmäßige Hörfunktipps gibt er in Deutschland bei Radio Seefunk RSF und in Österreich beim ORF Radio Wien, ORF Radio Oberösterreich sowie bei Radio Grün-Weiß.

Seine bekanntesten Bücher : »Das große Gesundheitsbuch für das ganze Jahr«, »Meine 1000 besten Gesundheitstipps von A bis Z«, »Gesundheit aus der Natur«, »Lecker & gesund«, »Professor Bankhofers Naturapotheke«. Mit diesen Büchern und dem alljährlichen Gesundheitskalender hat der populäre Fernsehprofessor eine Gesamtauflage von über 1,5 Millionen Exemplaren erreicht. In dem

vorliegenden Ratgeber verrät Bankhofer, mit welchen Rezepten man das ganze Leben bis ins hohe Alter fit und vital bleiben kann.

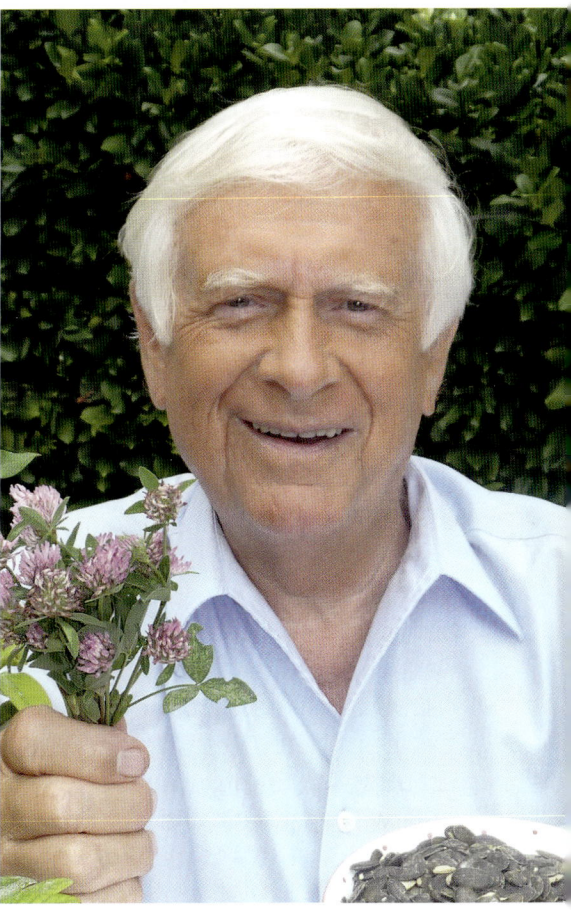

Register